改善體質，你只需要深呼吸

鍛鍊核心肌群、調整體態、增進免疫力……
簡單&高效的健康捷徑！

美木良介／著　李秦／譯

前言　深呼吸是一種魔法

各位好，我是美木良介。

我在2011年發表的呼吸法「深呼吸（Long Breath）」，至今已出版8套附贈DVD的書籍。也因此有幸能以各式各樣的形式在電視節目或雜誌上推廣這套呼吸法，並讓更多人認識。

畢竟在此之前我曾經歷了嚴重的腰痛，甚至是「無法站10分鐘、無法坐10分鐘、無法走路10分鐘」的程度，我為了在絕望的谷底往上爬，絞盡腦汁才終於孕育出這一套呼吸法。

不過我最先注意到的是呼吸法所帶來的瘦身效果。這也是理所當然的，因為我在一開始實行深呼吸的40天後，我的體重竟然減輕了13．5公斤！當時我的身體狀態完全無法運動，而且起初目的也不是為了減重，所以沒有特別去控制飲食。然而，只靠改變呼吸，原本75公斤的我竟然瘦到61．5公斤……。而且我之前不論怎麼鍛鍊都沒見過的腹肌，竟然出現了完美的6塊肌。就連原本讓我痛不欲生的腰痛毛病，竟都奇蹟般地痊癒了。

深呼吸不僅使我脫離長年的身體疼痛，也讓我的外在體態變得更好看。親朋好友們看到判若兩人的我都訝異不已。連我自己都因為這出乎意料之外的附加價值感到驚喜。

深呼吸就是用力將氣緩慢吐出來的呼吸法。對深呼吸尚不了解的人也許會很訝異，為什麼這樣做就可以減重？其實是與深呼吸時身體的連動有關。

如果用一句話描述深呼吸的話，那就是「在縮小腹的狀態下反覆進行吐氣力道強勁且緩慢的呼吸法」。更詳細解釋深呼吸的話就是臀部出力，肋骨與腰骨伸直的狀態下鼻子吸氣3秒，接著臍下丹田（肚臍下3指處）用力，從口吐氣7秒。這麼一來就能鍛鍊到位於身體深處的深層肌肉，很快地就能感受到腹部周遭以及身材變得更加緊實。

另外，當你鍛鍊深層肌肉時，因為內臟也會連動，所以體溫會上升，加速血液循環，代謝也會提升。這麼一來，不只是體重下降，內臟脂肪也會跟著減少，打造出高代謝的身體組成。以前在電視節目上進行測量的數據結果顯示，做一次深呼吸（10秒）與腹肌運動（5下）相比，深呼吸更能有效啟動肌肉，鍛鍊出結實的肌肉。由此可知深呼吸可以有效率地提升肌肉量與降低體脂肪。

在我對往後的人生感到徬徨無助，未來看似黯淡無光時，是深呼吸的發明才讓我找回光明的希望。我想要向更多人推廣這個健康法，於是就開設了一間深呼吸教室。我會先理解學員的訴求與困擾，從基本的身吐氣開始，接著再針對學員的問題以深呼吸搭配適當的訓練方式，有效率地解決他們的困擾，現在每天都有開設深呼吸課程。

在我面對男女老幼各種學生時，常常會聽到有人報告自己腰痛改善了、減肥成功等，也有人肩頸僵硬問題解決了、身體冰冷的情況改善、失眠的問題解決、血壓降低等，我真的由衷感到高興。在這些學員當中，也有改善糖尿病的人，甚至是從腦梗塞或腦出血等重大疾病中康復，這些只能說是奇蹟般的體驗，連我自己都感到不可置信。

我將這些真實故事分享給同為深呼吸教室學員的幻冬舍見城徹社長，他聽了之後，語重心長地說：

「美木先生，深呼吸真的是一種魔法呢！」

雖然我常常公開說「深呼吸是終極的健康法」，但是從這些總總的例子表現出的效果，用「魔法」這個詞形容深呼吸真的很貼切！實際上在學員當中，也有很多人的恢復案例連醫師都感到驚訝，也就是說連醫學都無法解釋。這如果不能稱作魔法的話，還能怎麼形容呢？我自己也是從多年來伴隨我的疼痛中解放，親身體驗過魔法的效果。

本書將會介紹深呼吸如何施展魔法，與實際案例一起說明深呼吸的力量。另外，我也會寫下我這10年來每天認真鑽研深呼吸的心路歷程。也許有些人看到這裡會覺得深呼吸太過簡單而感到懷疑，不願意去理解。不過我有信心你在讀完這本書後，理解深呼吸是如何為身體帶來健康，以及如何打造高免疫力的身體。

改變我人生的深呼吸，也有可能改變各位的人生。首先請先體驗一下這些因深呼吸而改變人生的奇蹟故事，當讀完本書後，你一定就會像被施了魔法般不知不覺就想要「呼——」地吐氣。如果讀者會這麼想的話，那身為深呼吸的設計者來說就是至高無上的喜悅，請讓我為各位獻上《改善體質，你只需要深～呼～吸～》。

[基本的呼吸法]

一開始無法順利呼吸吐氣的人可以先從這裡做起。能學會基本的深呼吸所需的身體動作以及呼吸的技巧。

呼吸法1

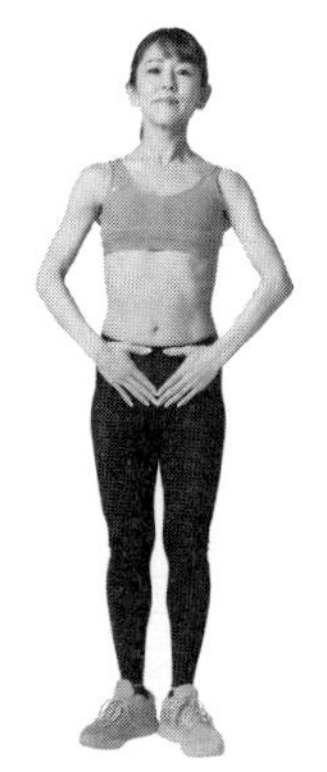

①站立時腳後跟貼緊，將手掌覆蓋在肚臍以下3根手指的丹田位置，感受腹部收縮，從鼻腔吸氣3秒。

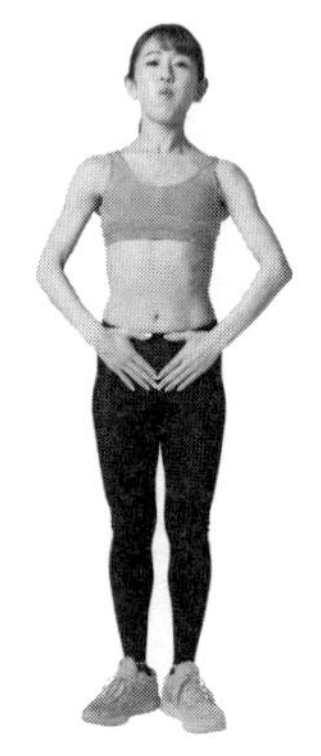

②腹部維持收縮的狀態，以嘴吐氣15秒。將注意集中在丹田上，感受腹部逐漸貼近背部，持續長時間的吐氣。

躺著也可以做

仰躺，將手擺在肚臍下3指的地方。維持縮小腹的狀態從鼻腔吸氣3秒，再從嘴吐氣15秒。這樣做就不會對腰部造成負擔。

呼吸法2

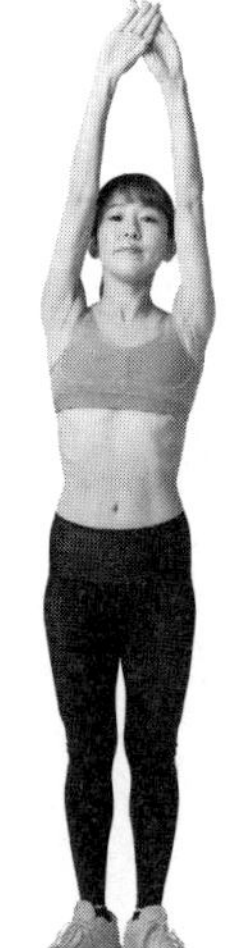

①站立時腳後跟貼緊，腳尖向外張開，雙手向上伸直，手掌在頭上交疊。臀部出力縮緊，從鼻腔吸氣3秒。

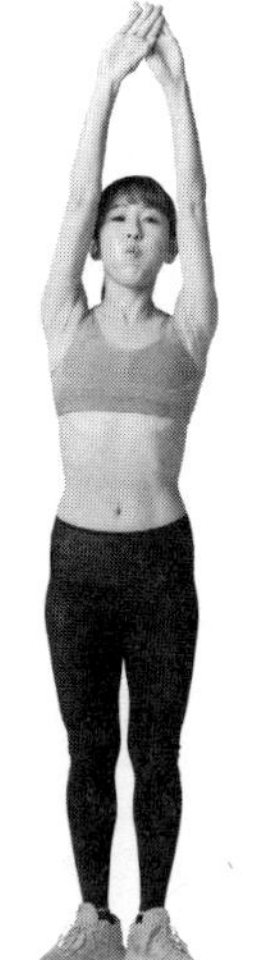

②維持雙手向上伸長並抬高下巴的姿勢，拉伸肋骨與腰骨之間，用嘴吐氣10秒。吐氣時將雙頰鼓起。

坐著也可以做

將肩胛骨盡量靠緊，雙手向上伸直，手掌在頭上交疊。維持縮小腹狀態從鼻腔吸氣3秒，以嘴吐氣10秒。

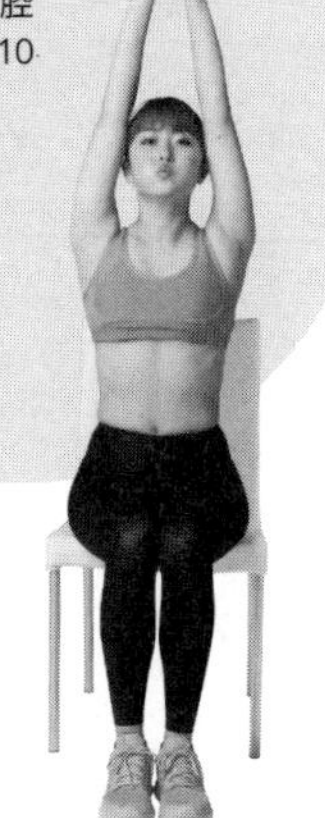

[基本的深呼吸]

維持縮小腹的狀態，一口氣從鼻腔吸氣3秒，以嘴吐氣7秒將氣全部吐出，這就是基本的深呼吸。我們來正式開始吧！

站姿深呼吸

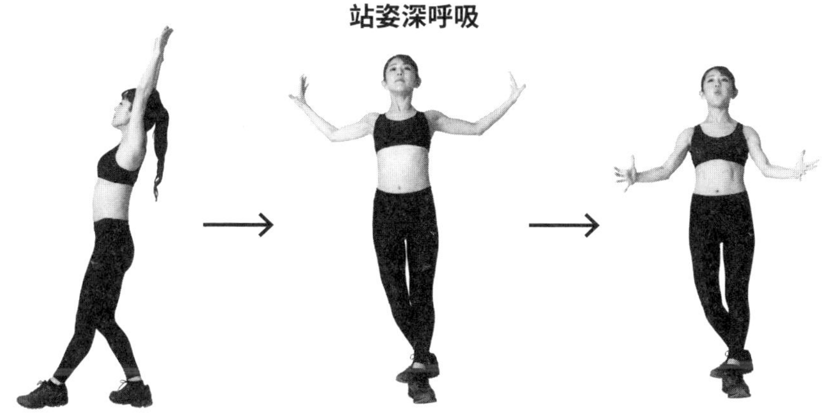

①單腳向前跨出半步，縮緊臀部，將雙手往上伸直。鼻腔吸氣3秒，將身體重心放在後腳，上半身往後仰，讓背部與腿成一直線。

②將原本在頭上的雙手往左右伸展。上半身敞開時，盡量讓肩胛骨靠攏。注意手肘不要放下來。

③手放下，想像自己的雙手拿著一顆大球，並從兩側將球壓扁，以這個姿勢用嘴吐氣7秒。這個呼吸做3次之後，前後腳交換再做3次。

坐姿深呼吸

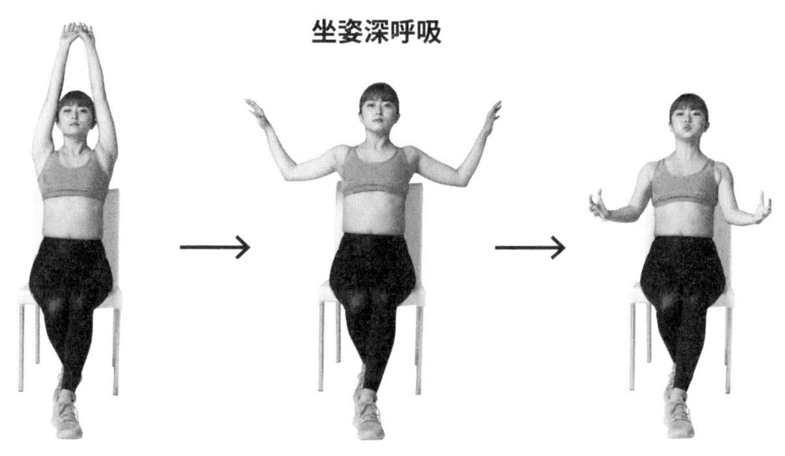

①椅子坐三分之一，單腳往前半步。腹部與臀部出力縮緊，伸展肋骨與腰骨之間。雙手往上伸直，從鼻腔吸氣3秒。

②將原本在頭上的雙手往左右伸展。上半身敞開時，盡量讓肩胛骨靠攏。注意手肘不要放下來。

③手放下，想像自己雙手拿著一顆大球，並從兩側將球壓扁，以這個姿勢用嘴吐氣7秒。這個呼吸做3次之後，前後腳交換再做3次。

魔法 episode 1

因為深呼吸，令我生不如死的腰痛消失了！

魔法 episode 2

深呼吸讓任何人都能瘦、瘦、瘦！

魔法 episode 3

深呼吸能徹底減少內臟脂肪

魔法 episode 4

深呼吸能夠改善血壓與糖尿病！

血糖值也下降了

魔法 episode 5

透過深呼吸預防各種癌症！

魔法 episode 6

深呼吸讓肩頸僵硬&腰痛退散！

咦？高爾夫球擊球距離增加30碼!?

魔法 episode 7

從腦梗塞、腦出血中復活！也能預防失智症

魔法 episode 8

深呼吸可以鍛鍊精神力！

魔法 episode 9

深呼吸可以讓頭腦變好！

偏頭痛也不見了

魔法 episode 10

深呼吸也有抗老效果！

防止頻尿、漏尿

魔法 episode 11

深呼吸與腸道健康

活到120歲的魔法飲食術

魔法 episode 1

因為深呼吸，令我生不如死的腰痛消失了！

首先，請讓我詳述我設計出深呼吸的來龍去脈吧！

在我23歲出道成為歌手與演員之前，我的人生都被棒球所占據。小時候的我立志成為職業棒球選手，小學5年級開始，父親就陪著我做各種棒球訓練，高中時還曾打入甲子園2次。上了大學之後我也還是在打棒球，但是因為手肘受傷而不得不放棄成為職棒選手的夢想。之後，可能是因為打棒球時身體過度負荷，加上進入藝能界後為了飾演的角色而減重等因素影響，從20多歲開始我就常常會閃到腰。而且不僅如此，我成為演員後就十分熱衷於鍛鍊身體，所以即便閃到腰我也會在沒有充分休養的情況下又開始健身。

長達22年腰痛惡夢的開始

在我30歲那年，原本預計參與的戲劇拍攝延期了，因此多了約1個月的空窗期。那時的我默默地在心中有一個目標，那就是「成為藝能界中身材最好的藝人」，再加上我也是個坐不住的人，所以就想說乾脆利用這段時間集中訓練好了，因此就決定上健身房好好鍛鍊一下。我連續好幾天每天都做4小時以上的訓練。

那天，我也是如往常般準備臥推。我拿的是跟平常一樣的60公斤重量，所以並沒有特別謹慎。但是，當我彎下腰拿起槓鈴的瞬間，腰「啪！」地一聲。完蛋了！伴隨著不妙的聲響，前所未有的劇痛衝擊著我的背部與下半身。

但是，對閃到腰已經見怪不怪的我心想，應該只要治療一段時間就會好了吧！我的肌肉量那麼多，應該一、兩天後就可以運動了吧！那時的我還不當一回事，結果證明我大錯特錯。從那天起，我的腰痛就完全沒有改善，一直到52歲都因腰痛所苦。這就是我腰痛人生的開端。

有腰痛經驗的人應該能夠理解，腰痛時還要工作簡直痛苦難耐。我為了早日脫離苦海，在日本四處拜訪那些被稱作名醫的人。而那些醫師們所診斷出的病名也南轅北轍，有人說是「椎間盤突出」、「腰椎管狹窄症」，也有人說是「坐骨神經痛」。各種關於腰的病症我都有聽過。據說有八成的人腰痛的原因都不明，我的狀況也是一樣，連醫師們都不清楚原因。

除了醫院之外，我只要一聽說哪裡有治療的機會，都會當成是救命稻草，跑遍日本各地求醫。遺憾的是，不管是整骨、指壓、氣功、針灸還是脊骨矯治都沒辦法治療我的腰痛。

治不好就算了，有一次在某個針灸治療所治療時，左腳突然一陣像被電到般的麻痛。我問：「醫師，我的左腳現在很麻，這是正常的嗎？」醫師說：「這是治療中常有的狀況，過一下就沒事了」。結果，一直到我52歲為止的22年之間，從左腳踝到坐骨這段神經的麻痛都沒有消失，我的身體又多了一項不舒服的症狀。

年過50後，我的腰痛越來越難以忍受，甚至到會影響日常生活的程度。而52歲的某天早上，我一如往常地痛醒，那瞬間，突然一股強烈的絕望感向我襲來。

「從今以後我到底該怎麼活下去?我還有老婆跟未滿10歲的女兒，這樣下去不只沒辦法工作，還會造成家人的負擔，到底該怎麼生活才好……?」

身體的疼痛與絕望感壓得我無法起身。

在那之後我曾在訪問中被問到：「您那時是在做什麼動作時會感到特別不適

呢？比方說在時代劇中做武打動作的時候嗎？」但那時候不要說是演戲了，其實是「沒辦法站10分鐘、沒辦法坐10分鐘、沒辦法走路10分鐘」的程度。

也就是說，我沒辦法維持同樣的姿勢10分鐘。我想說既然已經不可能參與長期的連續劇或電影的演出，那麼錄製綜藝節目一天就能結束，應該沒問題吧。結果連坐著都痛到想吐，甚至不斷冒出冷汗。已經不是做什麼動作會痛，而是只要有意識的時候都很痛。「這樣下去會沒辦法正常生活」的恐懼襲來，我焦急地心想必須解決這個問題不可。

我與呼吸的相遇

懷抱著極度的不安與疼痛度日的我，在某次造訪友人的醫院時，終於得到一個改變我人生的全新體悟。在那間醫院，他們教我如何一邊有意識地呼吸，一邊躺著做腰痛體操。不過在這之前嘗試過的種種療法都沒有效果，所以一開始我也只是心想：「這應該也沒什麼用吧」。

但是這時「呼吸」這個關鍵字卻莫名留在我心中。因為即使腰再痛，不論躺或坐都可以做到的事情就是呼吸。也許值得一試。當時因為腰痛的關係，工作都先暫緩，時間要多少有多少，所以我想認真研究一下關於呼吸的知識。即便只是一個很小的目標，但是找到了一個自己做得到，也應該去做的事情，就足以讓我長期緊繃的心情稍微放鬆一些，那時的感覺我至今都還記得。

之後我每天在書店四處尋找各種關於腰痛與身體的書籍，不足的部分就去圖書館閱讀。在閱讀了大量關於呼吸的書籍之後，我學習到了一個在當時大家還不太熟悉的詞，也就是「深層肌肉」。

常有人以為體幹就等同於深層肌肉，正確來說並非如此。體幹是指人體除了頭部與四肢以外所有部分的名稱。相對於胸大肌等肉眼可見的表層肌肉，深層肌肉就是身體深處的肌肉總稱。這之中的核心部分則是包圍著體幹的橫膈膜、腹橫肌、多裂肌與骨盆底肌群。這些肌肉會隨著呼吸而動。

我在某一本書上看到：「多裂肌強壯的人比較不會腰痛」。我深入學習後了解到腹橫肌包覆著多裂肌。而且腹橫肌會隨著吐氣而收縮，所以我才會想到：「那麼是不是在呼吸的時候就可以一起鍛鍊到多裂肌呢？」然後我又想到：「如果慎重且有意識地呼吸的話，是不是就能鍛鍊到所有的深層肌肉？只要能鍛鍊到腰部周圍的肌肉，是否就能像天然的馬甲一樣支撐著身體呢？」

另外，日本武道也跟呼吸有著密切的關係，我發現經常在武道的書中看到「臍下丹田」這個詞。書上說：在身體的中心，也就肚臍下3指的地方集中出力的話，身心都會充滿氣力。

呼吸一定蘊含著某種關鍵的祕密——當我這麼一想，便覺得眼前的視野突然寬廣了起來。

[體幹與內核心肌群]

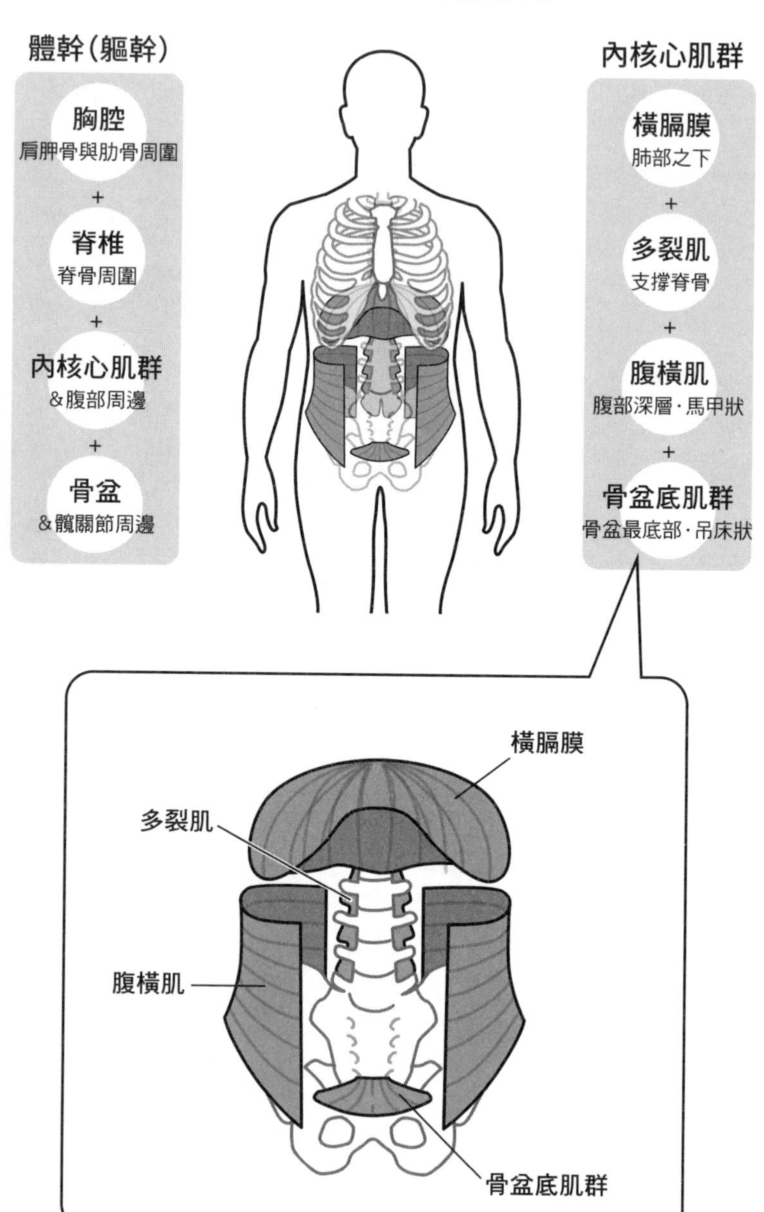
體幹（軀幹）
胸腔
肩胛骨與肋骨周圍
+
脊椎
脊骨周圍
+
內核心肌群
&腹部周邊
+
骨盆
&髖關節周邊
內核心肌群
橫膈膜
肺部之下
+
多裂肌
支撐脊骨
+
腹橫肌
腹部深層·馬甲狀
+
骨盆底肌群
骨盆最底部·吊床狀
橫膈膜
多裂肌
腹橫肌
骨盆底肌群

深呼吸的誕生

在那之後要做的就只剩付諸行動而已了！首先，我試著反覆做腹式呼吸來鍛鍊深層肌肉。腹式呼吸就是吸氣時，像是將空氣儲存在腹部一樣，使腹部膨脹起來，吐氣時腹部就會往下凹陷。嘗試腹式呼吸後，我發現雖然感覺滿好的，卻沒有預期中能讓腹部周圍肌肉運動的效果。當我在思考要怎麼做才可以啟動腹部肌肉時，我找到一個文獻，說明西方國家的田徑界會用一種讓運動員縮小腹的「逆腹式呼吸」來訓練跑步的方法。於是我就試著以縮小腹的狀態從嘴巴大吸一口氣，保持著縮小腹的狀態再從嘴巴吐氣，結果能有效地感受到腹部周圍的肌肉縮緊。

從那天起我每天都持續進行「逆腹式呼吸」，但是總覺得嘴巴沒辦法吸很多氣。因此我放棄用嘴吸氣。改成用鼻腔吸氣後，就有吸進大量空氣的感覺，而且也能從口吐出更多的氣。不僅如此，當我認真地反覆練習呼吸後，僅僅一、兩分鐘就能讓身體熱起來，並且頻頻出汗。我感到很興奮，我想這可能就是身體朝向好的方向前進的證據。我越做身體就冒越多汗，而且腹部也變小了。只是在呼吸而已，卻像是在健身房待了好幾個小時般疲累。只不過做完後我感到身心舒暢。

在那之後我也像是著了魔般地反覆練習呼吸。有一天我突然想要確認一下在呼吸時身體是如何律動的，所以就光著上半身在鏡子前呼吸，於是便能清楚看到每次吐氣時腹部都會緊縮。那如果加上手的動作會怎麼樣呢？我忘我地對著鏡子不斷研究呼吸，我發現從鼻子吸氣3秒再從嘴巴吐氣7秒最有效果。而且我發現收緊臀部並將一隻腳跨出去，把重心放在後面的做法更好等，這時已經出現了現在基本深呼吸的雛形。在不斷反覆實驗嘗試錯誤中，我發現之前如此疼痛難耐的腰痛竟然慢慢好轉。

接下來在我繼續練習吐氣，約莫過了1個月左右，原本在針灸後便一直麻痺的左腳竟然不麻了！而且腰也可以挺直了，我的臉上也久違地再次浮現出笑容。

在我確認自己的身體大致回復到「普通」的狀態後，我決定朝下一個目標邁進。我的肌肉為了讓我在靜養時可以盡量不感到疼痛，所以現在都固定在不正確的位置上。我相信運動會比較好，所以開始健走。

我原本的身體連走路10分鐘都辦不到，所以一開始的確是很不安。但是，我為了能夠運動到骨盆底肌群，所以嘗試收緊臀部走路，或是藉由大幅擺動手臂，讓肩胛骨週遭的斜方肌可以連動下半身的肌肉以減輕負擔，也試過走路時轉動上半身，可以拉伸連接體幹與腿部的肌肉、髂腰肌等，想得到的方式或是值得嘗試的方式我都自己實驗看看，慢慢踏出每一小步。

雖然在實驗的第1天走30分鐘就感到疼痛，但我相信自己的理論，所以就決定不要停下來，繼續走了40～45分鐘就不會痛了。好！這麼一來我就能確信自己可以走更久了！隔天開始我每天試著走路90分鐘。我同時也研究呼吸的節奏，一開始走路時可以順利地以4步吸氣4步吐氣的節奏進行，習慣之後就可以走4步時吸氣，走6步吐氣，更熟練後，就會發現4步吸氣8步吐氣最為有效。

而持續健走一段時間後，我的左腳竟然完全不會麻，腰痛也徹底消失了！而且就如同我先前所提到的，體重也減輕了13．5公斤。不僅如此，肚子上還出現了之前不管怎麼鍛鍊都從沒見過的6塊腹肌。不論是針對腰痛還是腰間的贅肉，最有效的解決辦法，沒錯，就是深呼吸！

以上就是我構思深呼吸的40天歷程。化為文字看起來好像十分順利，其實對看不見未來的我來說，只是拚死想盡各種辦法奮力一搏而已。為了了解到底該怎麼做才能有效率地鍛鍊深層肌肉，我閱讀了大量的資料文獻，且以我自己的理論思考發想才能走到這一步。深呼吸絕對不是突發奇想，或是胡亂動身體才偶然達到的結果。

另外，我能達到今天的成果，並不是只有靠自己的努力。而是多虧我的太太給予了非常多的協助。我太太是最支持我的人。事實上，在我2011年因腰痛而跌至谷底，幾乎沒辦法工作時，她還是十分相信我，她說：「在逆境中的美木良介才能發揮實力」，所以提議買房。接下來的每一天，都為我準備各種對身體好的餐點。我想她應該沒想過跟藝人結婚竟會過這樣的生活吧。儘管如此她還是不離不棄地陪在我身邊，我對她只有說不盡的感謝。

大流行的預感

當我終於在睽違多年能夠跑步後，我心中滿溢出來的感動迫不及待想與人分享，於是便久違地造訪了我的經紀公司。我想是因為多年來因腰痛而無法工作的緣故，大家似乎都聯想到不好的方向。他們可能在猜想我應該是罹患了身心疾病才會有那麼大的變化。現在回想起來，他們臉上的確都明顯帶著困惑的表情（笑）。

不過，在我笑著解開襯衫露出我的六塊肌，並且分享40天克服腰痛的歷程後，工作人員們的眼睛都亮了起來，絲毫隱藏不住興奮之情，他們說：「美木先生，上電視分享這些故事吧！」

這麼說也許有些誇張，不過這句話就是即將引發深呼吸旋風的開端。但比起讓深呼吸大流行的野心，我其實對身體不再疼痛所以可以再次重拾工作感到更加開心，因此我堅定地回答：「我什麼都願意做！」

[40天後的身體變化]

Before

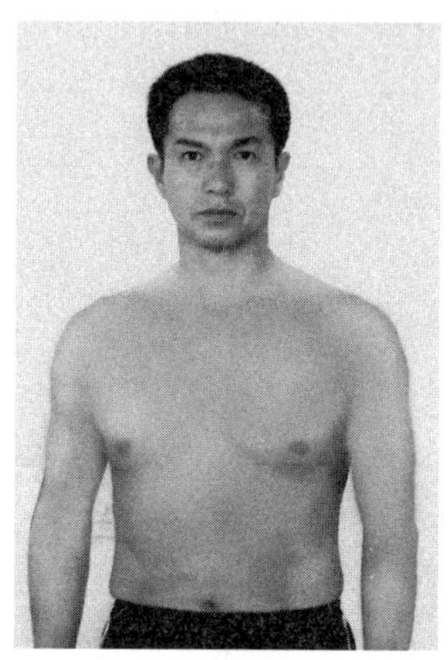

After

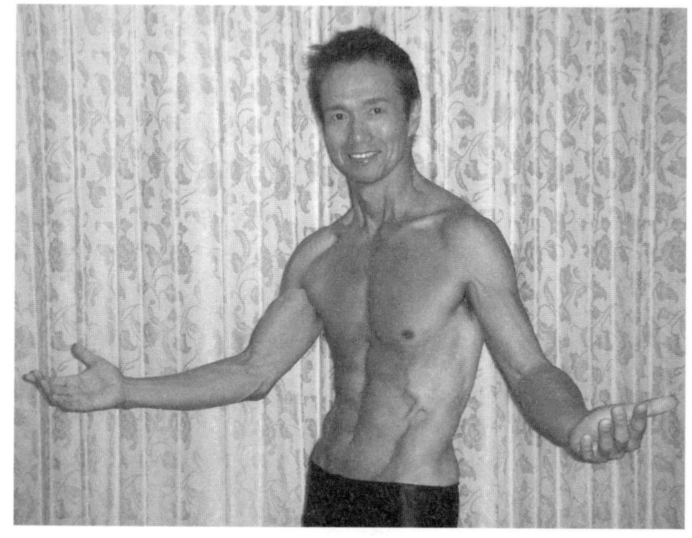

魔法 episode

深呼吸讓任何人都能瘦、瘦、瘦！

日本TBS電視台的午間節目《HIRUOBI!》是我第一次上電視分享深呼吸的經驗。當我在節目上描述我是如何度過腰痛的困境時，節目中大家紛紛表示訝異，在網路上也引起極大的迴響。之後，德間書店出版社也詢問我出書的意願。

當時正值空前的瘦身熱潮，「快瘦曲線舞」、「鄭多燕瘦身操」等各種當紅瘦身方式都連日出現在電視節目與女性雜誌上。也因此當德間書店注意到深呼吸的健身效果時，便來找我出書。也是在那時，光文社出版的雜誌《美ST》也找我合作專欄連載。當我開始在雜誌上連載，且同時在網站上刊登文章後，我的文章一直都是熱門排行中的第1名。各種邀約如雪片般飛來，我心想必須取一個原創的名稱，而這種呼吸法必須吐長氣，所以我就正式將它命名為《深呼吸（Long Breath）》。

在電視節目上造成轟動

2011年5月，德間書店幫我出版的第1本書《美木良介的深呼吸瘦身法》

上市，在新宿的福家書店舉辦新書發表活動時，體育報的記者也來訪問我。能在體育報上大幅刊載我裸上半身擺出深呼吸姿勢的機會，是身為演員時的我從沒享受過的待遇，令我受寵若驚。

在日本朝日電視台《Morning Bird!》等情報節目也有轉播我新書發表會的盛況，因此初版3000本的書，立刻就決定再版。話題越炒越熱，日本電視台的《美食冤大頭》，以及TBS電視台的《嵐的大祕密》也邀請我上節目擔任嘉賓。在節目中我教嵐的大野智先生與二宮和也先生，以及歌手倖田來未小姐如何做深呼吸，他們似乎都很喜歡。之後又邀請我上了兩次節目。

值得一提的是，在嵐的演唱會上，二宮先生說：「我靠深呼吸練出腹肌了喔！」而且還在演唱會的慶功宴要結束時說：「請將各位的深呼吸借給我，來，呼——」，用深呼吸做結尾。這些是我在上富士電視台的《嵐的大運動會》節目時，嵐的成員親口告訴我的。另外，《嵐的大祕密》最後一集結尾時，大野智先生也是用深呼吸作結。連超人氣的嵐都熱衷於深呼吸，所以女性雜誌的採訪也趨之若鶩，「深呼吸」這個名字一口氣就打響了知名度。

除了嵐的節目以外，我也增加了許多指導深呼吸的機會。10月在日本電視台的《蛋白霜心情》節目上指導伊藤麻子小姐。她只做了1分鐘深呼吸立即滿身大汗，她說：「我明明只是在呼吸而已，但整個人都熱了起來！」

另外，在隔年2012年的1月時，我上了DOWNTOWN濱田雅功先生所主持的節目《Oh！一臉得意高峰會》（朝日電視台），我在節目上指導三位藝人深呼吸，請他們挑戰1個月內可以瘦幾公斤。他們各自在家裡實行後，藝人澤山璃奈小姐瘦了2．8公斤。而原本的挑戰目標是腰圍減量，她也減了6．8公分。模仿藝人山本高廣先生也瘦了8．3公斤，腰圍減少15．8公分。而原本體重125．6公斤的搞笑藝人，「響」的長友光弘先生則瘦了13．8公斤，腰圍減少了16．8公分。

在這個節目播出後隔天，我的第1本書《美木良介的深呼吸瘦身法》與第2本書《美木良介的深呼吸瘦身法：1週即效呼吸計畫》分別占據Amazon的綜合書籍暢銷榜單第2名與第3名！這件事實在太令我開心了，彷彿去年身陷谷底的經歷都像是從沒發生過一樣。

但是原本個性不服輸的我，十分介意自己始終無法登上暢銷榜單的第1名。當時的第1名是《TANITA社員食堂人氣菜單》（繁體中文版由尖端出版）這本書。雖然我們分別是烹飪書與減肥書，但是分類上都同屬健康類別。當時的我野心勃勃，無論如何都想奪下第1名的寶座。

《中居大師說》第一位挑戰者

於是我跟出版社以及經紀公司一起思考，有沒有可以把深呼吸推廣出去的好方法，就在那時，我一直想上的節目終於寄來了邀約！那就是TBS電視台的《中居大師說》。這個節目之前也介紹過許許多多的瘦身法，在節目中介紹過的書全部都會成為暢銷書，影響力不容小覷。節目不僅會用簡單易懂的方式介紹瘦身的方法，還會鋪陳挑戰者的人生故事，讓人捨不得離開視線。如此求之不得的大好機會就在眼前，令我雀躍不已。

2012年1月時，我與節目製作人以及導播開會討論時，得知為期2個月的深呼吸瘦身企劃將會由經濟評論家勝間和代小姐（當時43歲）擔任挑戰者。勝間小姐當時身高158公分體重59・1公斤，體脂肪率為30・6%，腰圍74・8公分。許多女性因為不想要體重達到6字頭而開始減重。此外，到了40歲左右身體代謝功能開始下降，所以40歲是煩惱體重問題的核心世代。再加上勝間小姐因參加許多演講活動與財政界的聚會，時常要飛往日本各地，晚上也幾乎要聚餐應酬。而深呼吸不需要任何道具，所以不論在哪裡都可以實行，也不需要限制飲食，她的情況很符合挑戰者的條件。

第一次錄影時，我先指導勝間小姐3秒吸氣7秒吐氣的基本深呼吸，她的額頭上立刻滿是汗珠。於是負責採訪的TBS電視台升田尚宏主播很震驚地說：「咦？那麼快就會開始流汗嗎？」便默默在鏡頭外自己練習深呼吸。看到這一幕我就問道：「升田先生，你要不要也一起做呢？」於是他也成為了另一位挑戰者。

當時的升田主播身高177公分，體重80・6公斤，體脂肪率23・5%，腰圍95・7公分，也就是標準的代謝症候群體型。聽說當初也是因為升田主播對瘦身有興趣才會選他加入企劃，其實他還有一個認真想要瘦下來的理由。

那段時期，升田主播的工作主要是播報節目與節目之間空檔的重點新聞，以及單元企劃的報導，基本上是被排除在主播群中心外的狀態。所以他似乎也很煩惱自己的定位。這時候他剛好有機會參與深呼吸的貼身採訪，實際嘗試後也立刻爆汗。他心想：「這也許就是改變自我的機會也說不定」，於是就決定利用深呼吸瘦下來，找回那個年輕有自信的自己。

而另一方面，勝間小姐喜歡大啖美食，在第一次訓練深呼吸時，她已經有安排了結束後要立刻前往北海道品嚐美食的行程。我聽到後就對她說：「深呼吸有助於提升基礎代謝，肌肉量也會增加。肌肉會比脂肪消耗更多熱量，所以基本上妳的飲食可以維持跟減重前一樣沒有問題。吃壽司也可以。」她聽完之後好像很安心，也盡情地享用了壽司（笑）。

我請他們回去後每天至少做3組基本的深呼吸，於是第一次的節目錄製就結束了。隔天開始，升田主播就在播報室或是自家，而勝間小姐則是在出差的旅館或是會議室，兩人各自啟動深呼吸生活。

意外發生

第二次錄影時，兩位已經習慣基本的深呼吸了，所以這一次我指導他們做深呼吸健走。在深呼吸使身體的基礎代謝提升後，如果再加上健走的話，就能增進脂肪燃燒的效果。反過來說，如果身體的基礎代謝低下，不管做什麼都無法燃燒脂肪。而且如果走路的姿勢不正確的話，那瘦身效果也會不彰，甚至有可能造成腰部與膝蓋疼痛。

我再說明一次深呼吸健走的方法，首先腹部維持縮小腹的狀態，走4步的同時用鼻腔吸氣，再走4步用嘴吐氣。習慣之後可以走4步吸氣，走6步吐氣，如果這個節奏也能順利進行的話，就能更進階地走4步吸氣，8步吐氣。健走時背部要挺直，手臂像是被拉往身後一樣大幅甩動。挺起胸膛壓背，身體不可以往前傾。訣竅

深呼吸健走

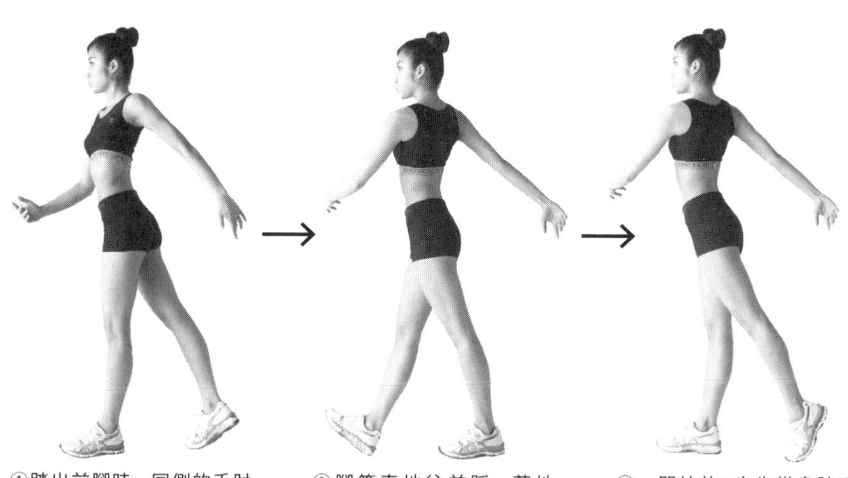

①踏出前腳時，同側的手肘不要彎曲，手像是被拉到後面一樣。身體軸心不要偏移，跨大步向前走。

②腳筆直地往前踩，著地時腳踝微微往外張。臀部出力，手臂盡量大幅往後擺動。

③一開始的4步先從鼻腔吸氣，後4步用嘴巴吐氣。先以這個節奏行走，習慣之後可以走4步吸氣，再走6步或是8步吐氣，會更有效果。

是後腳要盡可能保持伸直的狀態往前踏。後腳維持伸直的動作可以幫助臀部緊緻達到提臀效果。

我也和他們一起健走同時指導動作，並請他們回去後實行一個星期。之後，兩人的體重都在這兩個星期內逐漸下降，升田主播的腰圍減少了9．2公分！勝間小姐也實際感受到效果，並在自己的演講上向聽眾介紹深呼吸。

但是，就在幾天後，意想不到的事情發生了。那天，我前往攝影棚準備指導他們兩位深呼吸，結果勝間小姐竟然拄著拐杖走進來！原來是因為勝間小姐平常的興趣是打壁球，結果在打球時跌倒，右腳小指的根部骨折了。

原本勝間小姐的目標是在兩個月內瘦7公斤，瘦到52公斤左右。結果突發的意外把計畫都打亂了。不過，這時我對她說：「我也是在不能走路的狀態中構想出深呼吸的，所以不用擔心。」其實我也是因為這次意外才會研發出坐著也可以做的深呼吸。勝間小姐說：「即使沒用到腳還是流了很多汗」，她似乎也很滿意這個方法。此外，我也可以跟觀眾分享新的深呼吸方法，可說是因禍得福。

其實，這個深呼吸的企劃除了勝間小姐與升田主播外，同時也請到導播S先生與助理導播M小姐一起參加挑戰。

M小姐的動機是「因為夏天要到了，希望能展露小蠻腰」，S先生則是因為在錄節目時看到勝間小姐爆汗的樣子，於是相信這個瘦身法是真的有用。雖然他至今也經手過許許多多瘦身的企劃，但是自己從來沒有嘗試過，而他也覺得是時候揮別不斷增加的體重，於是自告奮勇參加挑戰。我想他如果也加入一起做的話，就能更清楚了解深呼吸的原理以及瘦身的過程，所以也很開心他能夠加入。

我事後得知，其實他還有另外一個想要做深呼吸的重要理由，請容我到第4章再做詳述。

[2個月的深呼吸生活成果]

● 勝間和代小姐（當時43歲）

	before	after
體重（kg）	59.1	52.1(−7.0)
體脂肪率（%）	30.6	25.6(−5.0)
腰圍（cm）	74.8	66.2(−8.6)

● 升田尚宏先生（當時45歲）

	before	after
體重（kg）	80.6	68.0(−12.6)
體脂肪率（%）	23.5	16.1(−7.4)
腰圍（cm）	95.7	76.4(−19.3)

● 導播S先生（當時32歲）

	before	after
體重（kg）	88.4	71.2(−17.2)
腰圍（cm）	106.0	85.0(−21.0)

● 助理導播M小姐（當時23歲）

	before	after
體重（kg）	67.4	60.0(−7.4)
腰圍（cm）	84.5	69.5(−15.0)

[升田主播與導播S的身體變化]

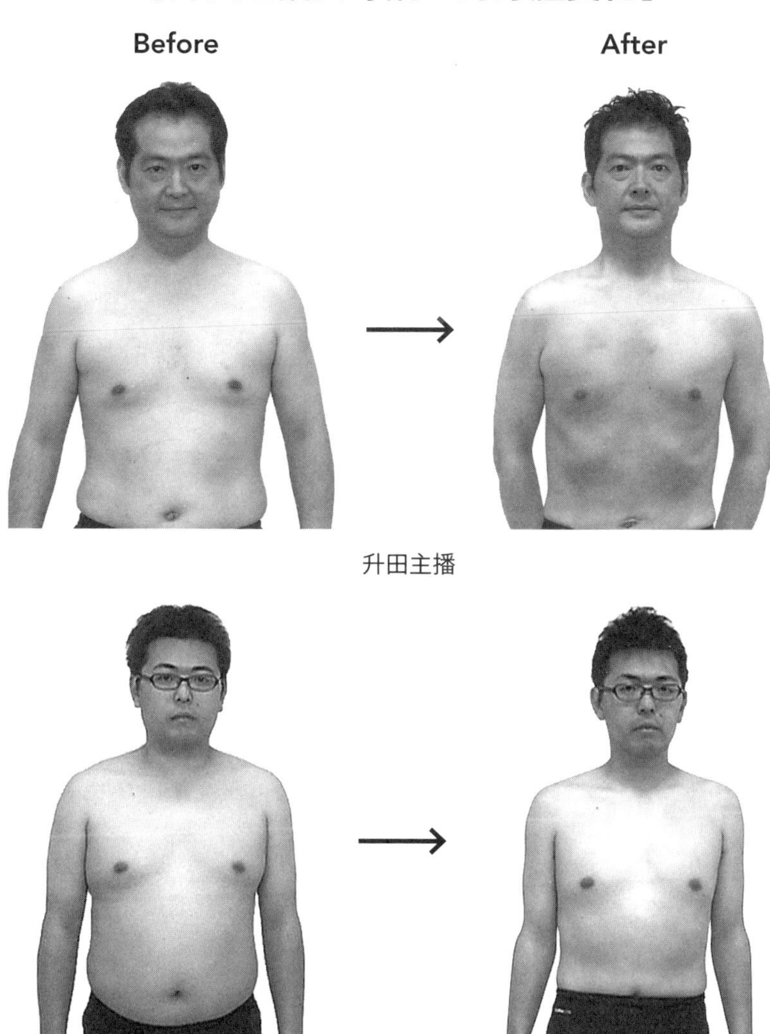

升田主播

導播S先生

4個人全都瘦了

經過1個月後，升田主播與導播S先生都快速地瘦了下來。看到他們兩位身材變得緊緻，而且體重也減輕許多，似乎激勵了勝間小姐。在習慣了吐氣的動作後，她吐氣的時間變得更長、力道也更有力了。另外，勝間小姐也從那時候開始感到「肩頸僵硬改善了」、「頭腦有充分吸收到氧氣所以工作更有效率了」等，頻繁地向別人分享自己身上發生的其他變化。

之後，來到了第2個月，4位挑戰者的體型有什麼樣的變化呢？勝間小姐、升田主播，以及導播S先生與助理M小姐都成功地擁有更加緊緻結實的身材了！

只是吐氣就能在短短兩個月內瘦那麼多。當他們每一個人在攝影棚脫下覆蓋身材的斗篷時，現場都歡聲雷動。特別是升田主播穿上自己在第一集錄影時所穿的長褲後，很明顯可以看出腰間變寬鬆了。是相當有視覺衝擊性的畫面。此外，為了能看出內臟脂肪的變化，節目中也做出他們在深呼吸生活前後的電腦斷層對照圖，很明顯地可以看出脂肪量大量減少。而節目的來賓Becky小姐也給予好評：「通常快速減重的人都給人病態的印象，他們卻瘦得很健康！」

此次《中居大師說》節目中的挑戰成功後，深呼吸的書在Amazon的綜合書籍暢銷排行榜上也升上第1名。雖然是好不容易才達成的一個目標，但是我有預感這股風潮還會持續下去。這是因為《中居大師說》決定要推出深呼吸瘦身企劃第二部！其實在第一部進行到第2個月時，就已經在著手進行第二部的內容了。

魔法 episode

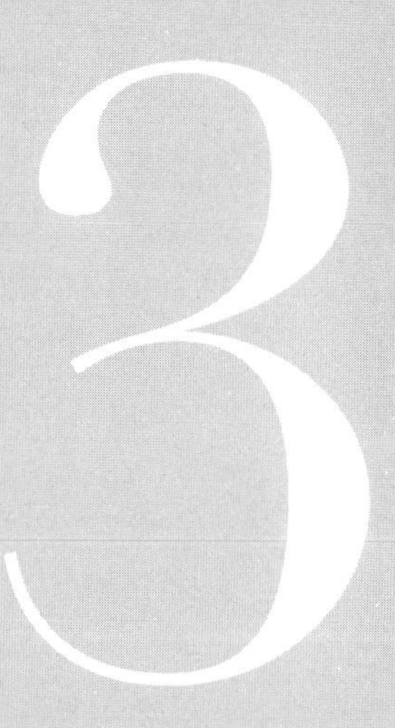

深呼吸能徹底減少內臟脂肪

《中居大師說》第二部的企劃，早在拍攝第一部的途中就定案了。節目製作人在親眼見證升田主播與男導播驚人的身材變化後，決定再製作一次深呼吸的企劃，所以他們請我上節目指導另一組的挑戰者。

在第一部都還沒開播前，一般來說不會像這樣提前發通告，這算是十分特例的情況。而我當然是一定會接受邀約。於是，勝間小姐等人以外的新挑戰者，將要展開他們的深呼吸瘦身生活。

體重合計超過200公斤的兩位挑戰者

而製作人帶來的第二部的挑戰者，是來自關西的4人搖滾樂團「足輕少年（アシガルユース）」的主唱兼吉他手，花盛步先生與川崎貴廣先生。我第一次見到他們兩位的時候，雖然這樣說有點失禮，但是我真的把他們誤認為是搞笑樂團。那是因為兩位主唱體型都胖胖的，而且都戴著眼鏡搭配香菇頭髮型，可以說是饒富趣味的造型。不過，在實際聽過他們的歌之後，驚訝地發現他們歌聲優美，且曲調充滿節奏感。他們在正式出道後曾出過3張唱片，但是都沒有大賣。我認為他們的歌明明有大紅大紫的潛力銷售量卻不理想，可能跟他們的外表容易被誤認成搞笑樂團有關吧，我的印象是這樣的。

據他們所說，他們的夢想是成為像樂團「柚子」一樣的音樂人，才會踏入音樂界。但是，花盛先生的體重已經快要突破100公斤大關，而川崎先生則是超過100公斤，先不論實力如何，光是外在條件就與「柚子」相距甚遠。為了盡量縮小與偶像之間的差距，他們的目標是各自在三個月內減重30公斤。

而這次，要貼身採訪他們的駒田健吾主播（當時38歲）也決定一起參加挑戰。駒田主播平常穿著西裝的樣子看起來就是個體格良好的帥哥，但脫下襯衫後的身材完全令人大感意外。沒想到他的肚子都是贅肉，實際測量後腰圍竟然有90公分，完全是代謝症候群的身材。本人似乎也十分在意這件事。他說：「我的體態真的很糟糕」。因此駒田主播突然加入了挑戰者的行列。另外，助理導播T先生也一起加入挑戰。

第一次錄影時，川崎先生帶著不安的神情問我有關飲食的問題。詳細了解後，發現他因為工作的關係常常會延遲吃飯的時間，而且量似乎也不少。我想這就是肥胖的原因。

我跟他說，飲食不用減量也沒關係，但還是要戒掉宵夜比較好。半夜是腸道蠕動變慢的時間帶，所以消化速度會跟不上。我說只要保持不吃宵夜的原則，整體的食量不用調整也沒關係。因為如果你減少食量的話，肌肉量也很容易下降。在肌肉量變少的狀態下，等你恢復原本的攝取量時就一定會復胖。肌肉量增加代謝就會跟著提升，食量保持不變也會變瘦。我向他說明了深呼吸瘦身的原理。另外我還有提到，要盡量避免在飯後進行深呼吸，因為吃完飯後臍下丹田會比較不容易出力。所以我推薦在早晨的飯前做深呼吸，可以有效提升代謝燃燒脂肪。

這次企劃中他們必須比勝間小姐他們減去更多的體重。所以我請他們回去後每天至少做5組深呼吸，深呼吸生活就此展開。

深呼吸可以降低體脂肪

在深呼吸生活進行到第10天左右，在第2次的錄影時就能明顯看到兩人的變化。川崎先生很高興地報告：「身體變得很輕盈，排便也很順暢」。這是因為啟動內核心肌群時連帶腸道也一起活動的關係。體重減輕了7．8公斤，腰圍減少12．5公分，數值都很順利地開始下降。花盛先生的體重也減輕6．4公斤，而腰圍竟然減少了15公分！非常驚人的數字！看到這個成果我不經幫他們脫口而出：「我想做的話就一定做得到！等著瞧吧『柚子』！」（笑）。

在這裡我想要再次說明一下為什麼做深呼吸可以讓體脂肪下降。

首先，做深呼吸時你必須先將臀部出力收緊，可以看到臀部上酒窩出現的程度。那是因為臀部緊緻時骨盆底肌群就會往上提。骨盆底肌群就是憋尿時會收縮的肌肉，對女性來說是負責支撐重要器官「子宮」的肌肉。

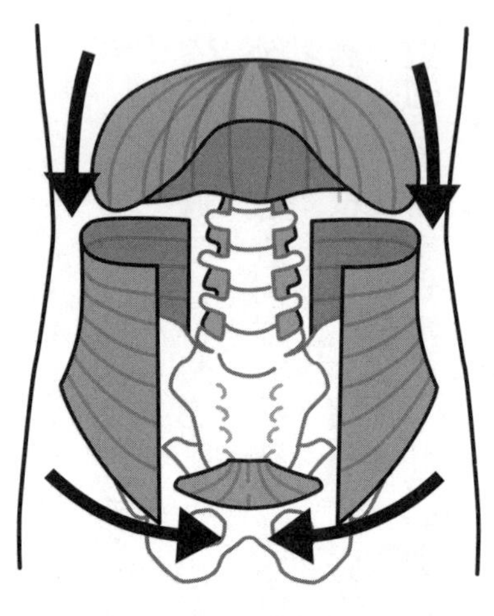

做深呼吸時內核心肌群的運動方向

第二，拉直肋骨與腰骨之間並縮小腹吸氣。這時會換成橫膈膜下降。也就是說上下推壓會造成腹壓。在這個狀態下吐氣時，從背部圍繞至腹部，有如馬甲狀橫向包覆的肌肉——腹橫肌就會收縮。也就是說，當你反覆做強而有力的長呼吸時，深層肌肉就會縱橫、縱橫地保持不斷運動的狀態。

在做深呼吸時會立刻爆汗，是因為深層肌肉一直縱橫縱橫地運動，所以體溫就會升高。而且，當溫度傳給被深層肌肉包覆的內臟後，附著在內臟周圍的脂肪就會燃燒。

更進一步說明的話，「燃燒脂肪」

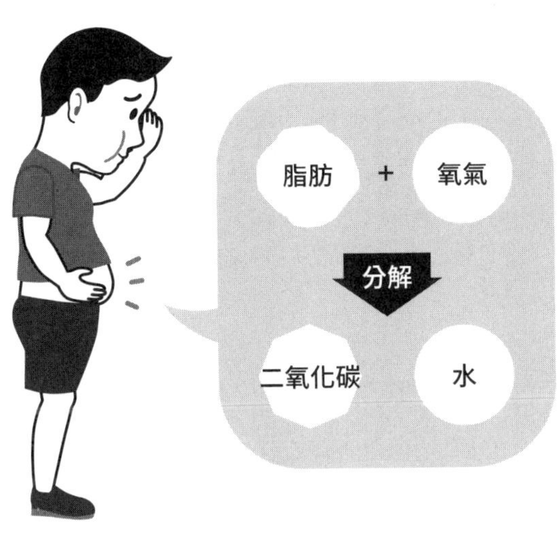

脂肪與氧氣結合後就會分解成二氧化碳與水

以科學的角度來說就是「脂肪氧化後被分解了」。2014年時，澳洲新南威爾斯大學的呼吸研究團隊在《The BMJ》醫學期刊中發表了一篇論文。論文中提到：「燃燒10kg的脂肪時，其中8.4kg會化作二氧化碳，剩下1.6kg則變成水。由此可知，燃燒脂肪時所產生的廢棄物有8成都是通過肺後從口排出。剩下的水分可能會透過尿液、汗、糞便、呼氣或眼淚等排出體外」。也就是說，減肥時要增加二氧化碳的排出量，由此可知吐氣的重要性。

另外，脂肪分為皮膚下面的「皮下脂肪」與儲存在內臟周圍的「內臟脂肪」兩種。這兩種脂肪合稱為體脂肪，但是最需要多加注意的是「內臟脂肪」。當脂肪附著在內臟上的時候，脂肪就會妨礙內臟的運作。而肥胖的人容易生病也是基於這個原因。體重或體脂肪的數值就算稍微有點高也不一定會生病，但是內臟脂肪的數值就必須十分注意了。

我們再把話題拉回到「足輕少年」身上吧。

第2次錄影測量完數值後，他們兩位已經對深呼吸很熟練了，所以我就開始指導他們做深呼吸健走。他們說平常為了身體健康，就有每天健走1小時的習慣，但是在實際嘗試深呼吸健走後，他們發現兩者的體力消耗完全不可同日而語，看起來是真的很累。我想平常應該真的只有走路而已。我已經說過很多次了，但是漫不經心地走路是不會有任何效果的。就算是同樣的時間距離，走路時如果能注意自己的呼吸與姿勢的話，就能達到燃燒脂肪的效果。

因為兩位的體重真的很有分量，為了追趕進度，他們需要做核心運動搭配呼吸法，提升肌肉量以增加基礎代謝率。所以我請他們在深呼吸時加入核心訓練。雖然這是一個兩肘撐地，單腳抬起的高強度運動，他們還是很努力地堅持下去。看到他們認真的態度，我想應該可以順利進行下去。不過，又出現新的突發事件……。

不能限制飲食

瘦身計畫來到第40天。當深呼吸健走結束回到攝影棚時，川崎先生突然因為頭暈而昏倒。了解情況後才知道，原來川崎先生一心想著要瘦更多，所以擅自節食。我們立刻去便利商店買了飯糰給他吃。

進一步詢問後發現，花盛先生也在限制飲食。我再次慎重地向他們提醒，蛋白質跟碳水化合物是組成肌肉不可或缺的營養素，如果隨便限制飲食反而容易造成復胖。瘦下來卻失去健康的身體只會得不償失。他們只要持續做深呼吸，體重自然就會下降。而我心中所想的是，比起減少進食的次數，我更希望他們注意食物本身以及吃東西的順序。關於飲食方面的問題我會在第11章詳細介紹，敬請參閱。

那天測量的結果，花盛先生減重14．2公斤，川崎先生減重15．4公斤。但是，對於胡亂節食的兩人，我強迫他們接下來一定要好好的吃3餐，鼓勵他們繼續努力面對剩下的挑戰。

沒有多餘皮膚的理想體態

終於來到第3個月。兩個人的體態就像是脫胎換骨般，攝影棚內驚訝與讚嘆的呼聲此起彼落。主持人中居正廣先生甚至對花盛先生說：「你連長相都變得不一樣了，駕照要重辦嗎？」他們的長相真的判若兩人。臉上多餘的脂肪不見了，臉部線條變得俐落，臉也變小了，原本埋在肉裡的鼻樑看起來更高挺。

Becky小姐評論：「瘦那麼多但肚子周圍的皮膚竟然不會鬆垮垮的，太神奇了。」沒錯！這點可以說是深呼吸的魔法之處。當人變胖時，皮下脂肪會增加，所以包覆著皮下脂肪的皮膚就會努力撐開。減肥後皮膚鬆弛是因為脂肪全都消失了。

但是，如果能增加皮下脂肪下方的肌肉，就可以填補脂肪的空缺。深呼吸是在縮小腹的狀態下呼吸，所以橫膈膜、腹橫肌、多裂肌與骨盆底肌群等深層肌肉都會一直收縮，收縮時脂肪減少，肌肉增加，就會慢慢變瘦。因為就算脂肪燃燒，肌肉量也有在持續增加，所以就不會有鬆垮的皮膚。

實際上，從電腦斷層比較他們深呼吸生活前後的差異，會發現川崎先生的體脂率降到22％，花盛先生降到16．8％，可說是大幅下降。我想那些只有啟動部分表層肌肉的健身法，應該是沒辦法達到這樣的效果。而脫掉衣服後身材另人大吃一驚的駒田主播，雖然還是如往常一樣每個禮拜有1～2次的應酬聚會，但是腰圍卻小了23公分。攝影棚內的大家都說他變年輕了。

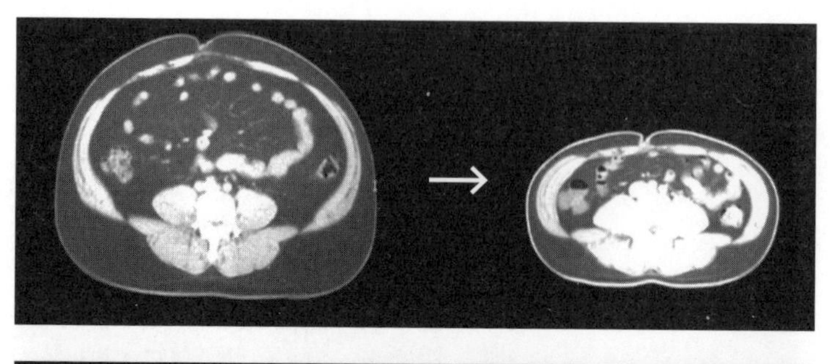

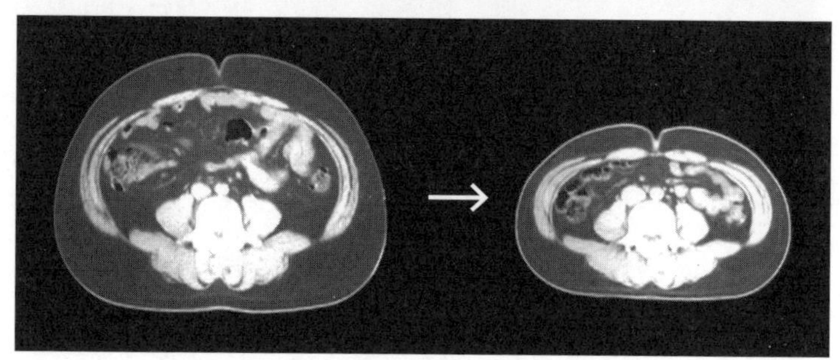

（上）花盛先生的脂肪變化　（下）川崎先生的脂肪變化

瘦到像變了一個人似的「足輕少年」兩位團員，我是不是有幫助他們更接近「柚子」一點呢？

順帶一提的是，在節目播出後，我撰寫的3本深呼吸的書總計銷售超過130萬本。終於成為夢想中的百萬暢銷書作者。更重要的是，這個氣勢還會持續下去。

[4位參加者的身材變化（正面）]

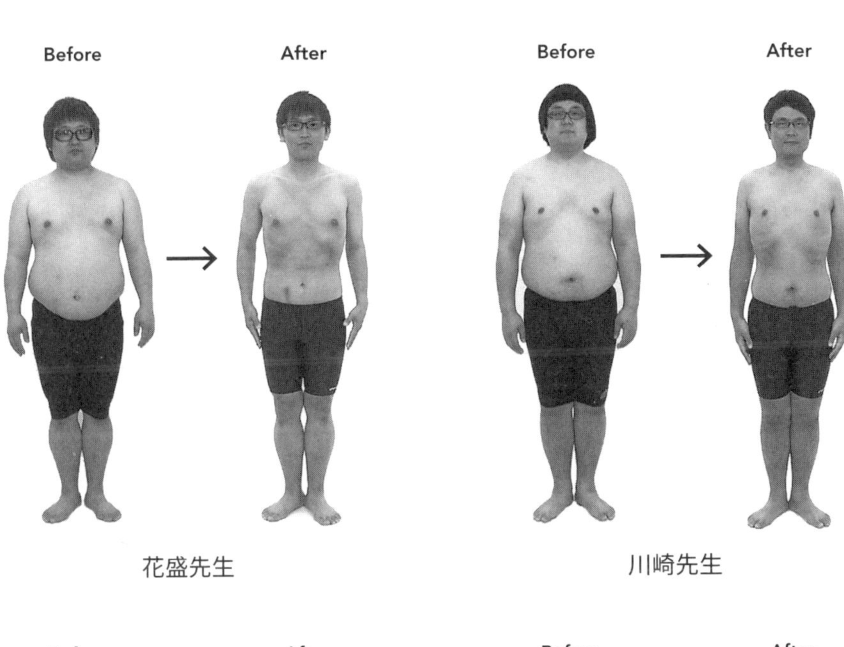

花盛先生　　川崎先生

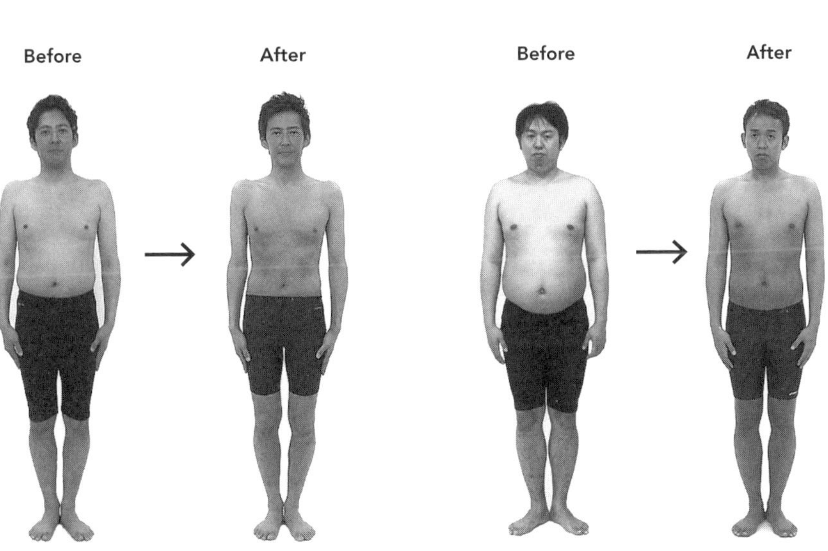

駒田先生　　助理導播T先生

[4位參加者的身材變化（側面）]

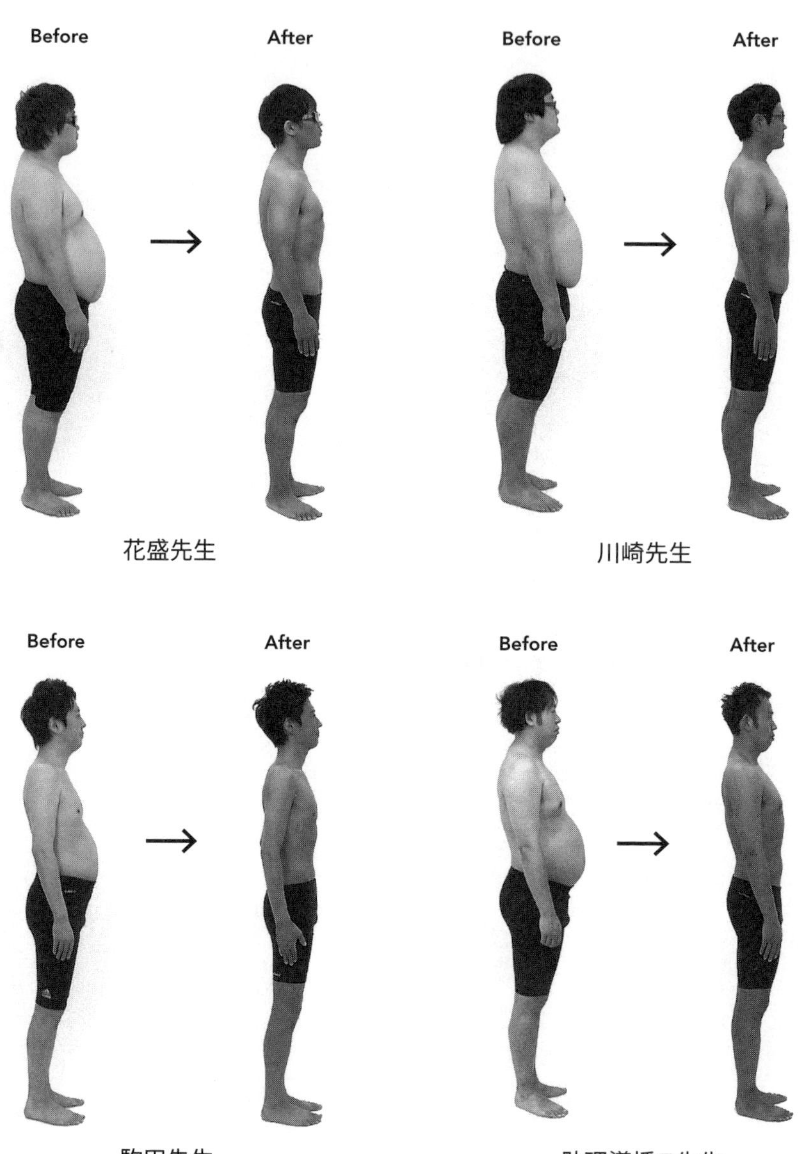

[3個月的深呼吸生活成果]

花盛步先生（年齡未公開）

	before	after
體重（kg）	97.0	61.3(－35.7)
體脂肪率（%）	33.7	16.8(－16.9)
腰圍（cm）	118.0	73.0(－45.0)

川崎貴廣先生（年齡未公開）

	before	after
體重（kg）	107.2	73.9(－33.3)
體脂肪率（%）	34.5	22.0(－12.5)
腰圍（cm）	115.5	74.5(－41.0)

駒田健吾先生（當時38歲）

	before	after
體重（kg）	69.1	57.1（－12.0)
腰圍（cm）	90.0	67.0(－23.0)

助理導播T先生（當時29歲）

	before	after
體重（kg）	92.6	70.0(－22.6)

魔法 episode 4

深呼吸能夠改善血壓與糖尿病！

血糖值也下降了

我在第2章有介紹過，《中居大師說》節目中的男導播確信「這個減肥法是真的有效」，於是一起加入深呼吸生活，並成功減重。實際上導播S先生除了外表看起來變瘦之外，體內也出現了極大的變化。只能說這又是一個深呼吸的「魔法」。

糖尿病消失了!?

S先生當時32歲，體重88．4公斤。據說他進入影視業界的10年間至少胖了25公斤。因此，當他主動提出想要一起加入深呼吸挑戰時，我才會以為他是為了減重而參加。但是，在企劃進行的途中，我才知道他一直有其他的煩惱。某天，他向我娓娓道來。

「我最大的煩惱並不是體重。其實我的血糖值高達420，是重度糖尿病。醫師要我馬上住院，但是我說因為工作的關係沒辦法馬上住院，於是醫師就說那我必須打胰島素。而且，他說如果我的糖尿病繼續惡化下去的話就會有失明的風險。」

仔細回想起來，在我指導深呼吸的時候，S導播都很認真學習，並且努力實踐。而且只要有空的時候隨時隨地都會做深呼吸。在錄深呼吸健走那一集的時候，S導播也比勝間小姐跟升田主播更加投入，也因此提升成果，但沒想到他這些行為的背後隱藏的是嚴重的疾病煩惱……。我對S導播意料之外的告白感到震驚不已。

他繼續說道：

「其實我在做深呼吸之前是有些存疑的。所以也是在半信半疑的心態下開始做，但是實際體驗過後感覺身體狀態越來越好。之前我也參與過許多瘦身企劃，但我認為這次是真的讓我遇見了最厲害的瘦身方法。」

他的這番讚美讓我感動得幾乎要掉下眼淚。

後來我在節目播出後才得知，原來S導播在進行深呼吸挑戰時，為了更近一步驗證深呼吸的效果，於是自行把糖尿病的藥都停掉了。我對他願意對深呼吸賭一把的精神深深感動。而S導播的身體在兩個月後竟然出現變化。

沒想到他測量血糖後發現，原先高達420的血糖值竟降到60！之後，他又到醫院做了一次更精密的檢查，測出的數值是72，也是在正常範圍內。而且，能反映

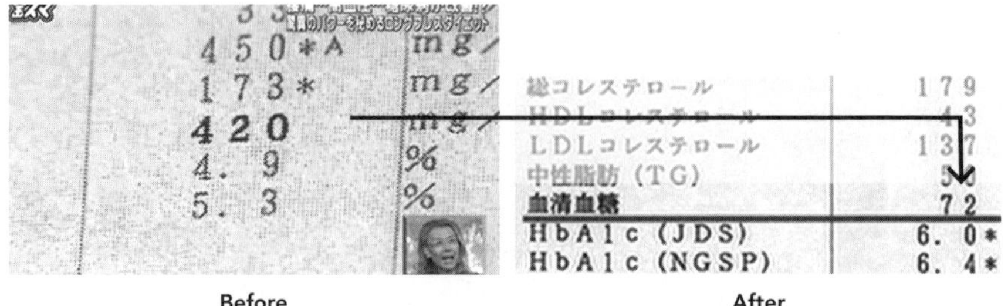

450 *A mg/
173 * mg/
420 mg/
4. 9 %
5. 3 %
総コレステロール 179
LDLコレステロール 137
中性脂肪（TG）
血清血糖 72
HbA1c (JDS) 6. 0*
HbA1c (NGSP) 6. 4*
Before
After

血糖值從420掉到72。圖片取自《中居大師說》節目播放畫面。

出過去一、兩個月平均血糖值的糖化血色素（HbA1c）也在標準值內，只有6．0。糖化血色素是指總血色素中糖化血色素的占比。血液中的葡萄糖越多，糖化血色素的量就會增加。

當然，效果是因人而異，這也只能說是S導播個人的身體變化而已，但至少這個結果可以說是改善了糖尿病。據S導播所說，這個變化連醫師都沒辦法解釋。

S導播的體重減了17．2公斤，外表看起來年輕了許多。他現在也還是精神奕奕地投入工作，每當見到我的時候他都會很熱情地對我說：「多虧有美木先生的深呼吸才能改變我的人生」。

深呼吸在頭皮與血壓上引起的變化

接下來，還有一個值得一提的魔法是發生在TBS的升田主播身上。雖然當初升田主播想要加入深呼吸挑戰最主要的目的是「希望能瘦下來讓身材變得更緊實，並且重回一線主播的行列」，但其實他也十分煩惱自己的健康問題。

在特訓開始前他測量血壓的數值是收縮壓160，舒張壓100。根據護理師的說法這就是高血壓，必須立即治療。當自己一直不願面對的現實突然被推到眼前時，升田主播認真的個性迫使自己更努力地實踐深呼吸。

而一直在他身邊默默守護的升田夫人，突然在某一天有了意外的發現，冒出這一句話：

「老公你的髮量好像變多了。」

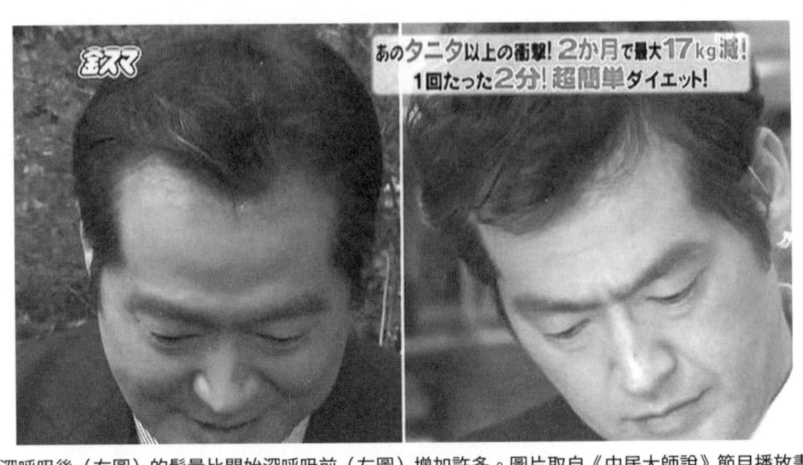

開始深呼吸後（右圖）的髮量比開始深呼吸前（左圖）增加許多。圖片取自《中居大師說》節目播放畫面。

這麼說來，頭頂上原本能隱隱約約看到頭皮，現在似乎都被黑髮覆蓋，掉髮已不大明顯。

其實在我腰痛的那段時期髮量也變少了，所以看起來很「顯老」。但是在開始深呼吸後，新長的頭髮變得更有彈性，我也就不怎麼在意髮量的問題了。據說掉髮的原因是因為頭皮缺氧，所以持續做深呼吸就能幫助氧氣運送至身體各處的細胞中，也能讓毛囊獲得養分。因此頭髮會變得更濃密可能也是理所當然的效果。

那麼，關鍵的血壓問題怎麼樣了呢？升田主播在兩個月後測量血壓時，發現血壓竟然下降到正常值120／80mmHg了！連護理師都感到不可思議地說：「真的有可能降那麼多嗎？」升田主播不僅外表變得更年輕，連身體內在都變得健康了。當他測完血壓時那開心的神情是我一輩子也忘不了的事。

當談到關於深呼吸對血壓與血糖的改善，以及生髮效果時，美容外科、皮膚科診所Sakae Clinic的院長兼醫學博士末武信宏醫師是這麼分析的：

「血壓、血糖上升是由於壓力導致交感神經活躍時，身體所反應出的現象。也就是說，當身體處於危機狀態時，必須為戰鬥或逃跑做準備，血壓就會上升，而作為能量來源的血糖值也會上升。長期下來罹患高血壓或糖尿病的機率也會提升。但是，因深呼吸而吸收更多氧氣的話，副交感神經會比交感神經更加優勢，就能抑制血糖值與血壓上升。

末梢血管收縮時，血壓就會上升，但是深呼吸呼吸法會讓副交感神經處於優勢，末梢血管擴張，血流就會變得順暢。

深呼吸最有效的重點就是改善末梢血液流動。對高血壓也有效果，末梢血管擴張就有可能改善頭皮的血流，有機會對生髮產生效果。所以不要勉強自己，放鬆心情來做深呼吸吧。」

另外，宇佐見啓治醫師則提倡呼吸搭配肌力訓練能改善糖尿病。他在自己的著作中是這樣說明的：

「在血液中的葡萄糖約有8成由肌肉消耗。健康的人與第二型糖尿病患者吸收葡萄糖的比率顯示，腹部臟器、脂肪組織，以及腦的吸收比率都是差不多的，但是糖尿病患者的肌肉吸收率卻只有健康的人的一半以下。當第二型糖尿病患和健康的人攝取相同的葡萄糖，但只有肌肉細胞的胰島素沒有發揮效果。這就表示肌肉細胞的問題比胰島素更大；也就是說，如果能提升肌肉細胞對胰島素的感受性，就能恢復胰島素的功能，並改善糖尿病。」（參考自《7秒深蹲・降血糖》，繁體中文版由漫遊者文化出版）。

開啟教練人生

順帶一提，2012年8月時，《中居大師說》的「令人在意的男人」企劃中提到這項驚人效果。播出時剛好是奧運期間。我出場的時段正巧撞上高人氣的室伏廣治選手出場投擲鏈球的轉播，儘管如此，節目還是創下同時段中的高收視率。反響很熱烈，在節目播出1個禮拜內，4本深呼吸著作的累積銷量就突破200萬本！在不久前達到100萬本銷量時我都覺得像是作夢一樣了，在節目播出後竟然又多賣了100萬本。更有趣的是，我的書進到樂天市場綜合銷售排名第2名。綜合銷售排名的內容不只有書籍，而是全部商品的熱銷排行。我的書熱銷程度僅次於第1名的礦泉水，讓我不禁笑了出來。

深呼吸的書能有那麼好的銷售成績，這件事給予我莫大的自信。從《中居大師說》的節目企劃為起點，我開始了解教學這件事的辛苦與喜悅，而且我希望有身體困擾的人能夠少一個是一個，因此2013年我在東京的赤坂開設了深呼吸教室。在這裡，我又親眼見證了各種因深呼吸魔法而帶來的奇蹟。

魔法 episode

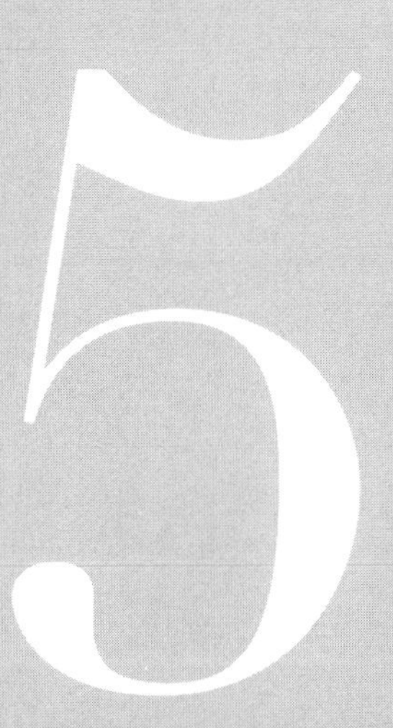

透過深呼吸預防各種癌症！

每一位學員來教室體驗深呼吸後，冒出的第一句話一定是：「怎麼會流那麼多汗？」勝間小姐在《中居大師說》節目企劃中開始深呼吸生活的第一天，也是做了2分鐘就爆汗，她說：「如果冬天早上起床時立刻做深呼吸的話，身體就會暖起來，還能達到節能減碳的效果」，真的很像是一位經濟評論家會說的內容。

做深呼吸2分鐘就能讓身體由內而外溫暖起來。原因很簡單。那就是呼吸時氧氣會送往身體的60兆個細胞內。另外，人體的肺部機能以40歲為界便會開始降低。若可以有意識地持續強而有力的呼吸，就能攝取到比平常更多的氧氣，並且運送到身體每個角落的細胞。呼吸也能使肺部累積的廢氣排出，所以只要持續做深呼吸的話，就能時常讓新鮮的空氣在肺部循環。

體溫上升

曾經有一位學員一直有低體溫的困擾。她是一位68歲的女性，平均體溫只有

34度左右。時常會感到身體冰冷。我鼓勵那位不安的學員：「我們先慢慢練習深呼吸，同時做運動增加肌肉量吧！學會呼吸法並且增加肌肉量的話，體溫自然就會上升了」。其實光是呼吸就能讓體溫升高，但是再加上運動的話就能將僵硬的肌肉鬆弛開來，喚醒變得脆弱的血管，這麼一來血液循環也會變得更好。

那位女性持續做深呼吸運動後，體溫逐漸升高，平均體溫終於提升至36．3度了。現在日常生活都沒有任何問題，周圍的人也都稱讚她「變年輕了」。她越來越熱衷於深呼吸運動，有一天她帶著開朗的表情對我說：「我原本不太喜歡出門，現在外出變成很開心的事了」。

還有一個例子，就是Alpha Group的社長吉岡伸一郎先生，3年前他以1個月5、6次的頻率來深呼吸教室。他的平均體溫是35度左右，常常被別人擔心地問說：「看起來臉色不太好？」讓他有些煩惱。有許多企業經營者都會來深呼吸教室，他們的身體狀況有可能關乎公司的經營，甚至是股價波動。吉岡先生也是聽聞其他經營者夥伴來深呼吸教室後氣色變好，比較不容易感冒等，所以開始感興趣。

他第一次來教室時，身材看起來有些瘦弱，實際上肌肉量也偏少。不過他看起來體力還不錯，所以比起一般的運動，我認為他應該做一些重訓並搭配呼吸法。於是過了一段時間後他的胸肌明顯變厚，短短3個月就練出腹肌，完全一掃之前瘦弱的形象。而且那陣子他的平均體溫也穩定地維持在36・5度左右，並恢復紅潤的氣色。

曾有一位40多歲的女性學員當時被診斷出癌症（第三期）。她因為化療藥物的副作用導致肌力與體力都大幅下降。據說身體寒冷是癌症大忌，但是因為肌肉量掉太多，所以就算她想要運動也力不從心，結果身體寒冷與肩膀僵硬的問題越來越嚴重，令這名學員十分焦急。

就在那時，她突然想到有深呼吸呼吸法，於是就前來教室報名。一開始她都很消極地說「太累了，我不行了」之類的，但是過一段時間後，上完課時她都會說：「覺得好暢快啊」。

覺得暢快是不是就表示自己的壓力減輕了呢？在她上了短短3次深呼吸課程後，在定期回診時血檢發現，原本因為抗癌化療導致居高不下的肝指數，竟然從50降到標準值26。連醫師都很驚訝。當然，身體虛寒的問題也一併解決了。

「身體冰冷＝接近死亡的狀態」

石原結實醫師認為身體寒冷容易招致各種疾病，他的著作《體溫力：祛寒治百病！》（PHP研究所出版）提到，1960年左右時日本人的平均體溫竟然有36．8度。而且，「體溫每降低1度，免疫力就衰退30％。相反地，如果平均體溫升高1度，免疫力就能增強5～6倍」。他說與從前相比，現代人在日常生活中的運動量下降，肌肉量也隨之降低，這也是說明平均體溫降低的原因之一。他直言：「體溫低下代表代謝不好，會使免疫力低下，而且低體溫甚至可以說是導致大部分疾病的原因」。另外，他還說：「癌細胞在35．0度時繁殖最多。我相信癌症病例數快速增加的背景是由於日本人體溫低溫化的緣故」。

現今每兩個人中就有一個人得過癌症，而人體的體溫在36．5以上時是免疫力中心白血球內的NK細胞最活躍的溫度，因此就能降低罹癌風險。

另外，我想大家都有聽過胃癌、大腸癌、胰臟癌等名詞，但是卻沒聽過「心臟癌」吧？據說心臟癌是極其罕見的疾病，雖然有各種理論，而其中一個理論認為心臟是一個隨時都在動的器官，也是人體內最溫暖的器官。因為心臟的溫度高，所以才不容易有癌細胞。

另一方面，為什麼「身體冰冷」會不健康呢？那是因為「冷＝老（接近死亡的狀態）」。這是一位我認識的醫師說的。他說：「人剛出生時是溫暖、柔嫩且紅潤的狀態。隨著年紀增長，慢慢就會變得冰冷、乾硬粗糙且蒼白」。

可能有些人會覺得把身體寒冷說成是「接近死亡的狀態」有點太超過了，但是大家可以思考一下手指或腳趾的「凍傷」是怎麼形成的。凍傷是長時間處於低溫狀態下引起的傷害。心臟有如幫浦一樣幫助血液循環，但是當人體身處在雪山時手腳末梢會變得冰冷，這時血液如果流向手指的話，變得冰冷的血液就會回送至心臟。當冰冷的血液流入心臟時，心臟就有可能受到損傷，為避免這種情況發生，腦就會做出犧牲手指的判斷。這就是凍傷的成因。

有人說身體冰冷是血管硬化、堵塞所引起的動脈硬化成因。動脈硬化與心肌梗塞、腦中風息息相關，有些人可能在30歲左右就出現動脈硬化的情況。另外，2020年發表的日本人主要死亡原因顯示，第1名是「惡性新生物（腫瘤）」，也就是癌症。第2名是「心臟疾病（不包含高血壓性心臟病）」、第3名為「衰老」、第4名「腦血管疾病」、第5名則是「肺炎」（資料來源為「令和元年（2019）人口動態統計月報年計」）。你認為呢？是不是也覺得只要持續做深呼吸，就能使體溫上升免疫力增強，心肺功能提升，大大降低罹患這些疾病的風險呢？「呼吸就是長生不老的祕訣」這句話絕對沒有言過其實。

提升體溫就可以提升免疫力

體溫升高也有助於防範在全世界大流行的COVID-19新型冠狀病毒。高齡者、有慢性病的患者、吸菸者以及肥胖的人在感染COVID-19後容易重症化。但是只要維持深呼吸的習慣，肺部功能就會增強，體溫上升，血液循環變好，免疫力也會跟著提升。而且就如同先前提過的，深呼吸能有效率地達到減肥效果，打造苗條有致的身材。重症的風險也會因此大幅降低。

隨著世界各地疫苗施打率不斷提升，今後會出現什麼樣的變種病毒尚無法預測。自己的身體只能靠自己保護，運用深呼吸獲得不被病毒入侵的「終極安心」。

魔法 episode 6

深呼吸讓肩頸僵硬&腰痛退散！

咦？·高爾夫球擊球距離增加30碼!?

在COVID-19疫情影響之下，許多人因為緊急事態宣言等規定的影響，以及鼓勵居家辦公、遠距上課的政策下，減少了許多通勤或通學的機會。雖然能因此降低感染的風險，另一方面也有人擔心對身體健康造成的影響。在運動量減少之下，許多人開始出現肩頸僵硬與腰痛的困擾。

什麼是「僵硬」？

大家都知道運動量不足時，肌肉量就會下降吧。肌肉其實是有維持體溫的功能，而且即便有突如其來的衝擊，肌肉也能支撐身體避免跌倒，同時也有防止內臟下垂的功能。當身體有外傷或某些疾病需要靜養時，會有一段時間不使用肌肉，維持不動的時間一拉長，肌力就會快速降低。

另外，長時間處於同樣的姿勢時，肌肉就會變得僵硬緊繃。人一旦發現自己肩頸痠痛或腰痛時，為了減輕該部位的負擔，就會下意識地盡量讓自己不去動到那個部位。因此姿勢越來越不良，肌肉也越來越僵硬，陷入惡性循環。如此一來代謝就會變慢，變成不易瘦的體質。

我在前一章節提到過，深呼吸能提升免疫力，剛好符合現代的需求，此外從居家時間增長這點來看，也十分值得推薦。

讓我注意到這點的是大型電商控股公司「Japanet」社長兼CEO的高田旭人先生。他在2019年時加入深呼吸教室，實際體會到深呼吸是一個有效率改善身心的健康法。也因此在2020年4月政府發布緊急事態宣言時，他立刻請我幫忙構思「遠距辦公的員工每天在家也能做到的訓練法」。

他替員工著想的心意令我感動，我立刻就答應他，並設計出一套特別計畫。我所思考的面向有「不被疫情打敗，打造高免疫力身體」、「因為在家中很容易變胖，所以構思一套讓身材變緊緻的方法」、「居家辦公容易肩頸僵硬、腰痠背痛，要加入可以改善的方法」、「員工會願意持續下去的方法」。詳細內容刊載於《Japanet社員每天早上都會做：深呼吸一星期速效瘦身計畫》（幻冬舍出版），之後也收到許多來自高田社長與員工們的感想，他們表示「身材變緊實了」、「基礎體溫升高了」、

「腰痛治好了」、「肩頸痠痛改善了」。

能改善肩頸僵硬與腰痛的理由

為什麼深呼吸會對腰痛或是肩頸僵硬有幫助呢？如果是腰痛的話，最重要的就是要鍛鍊深層肌肉中的腹橫肌、大腿根部的髂腰肌，還有臀部的臀大肌與臀中肌。特別是腹橫肌是位於腹部肌肉中很深層的位置，是呼吸與腹壓升高時不可或缺的肌肉。人們會因為上了年紀或運動不足而導致背肌與腹肌鬆弛，內臟就會下垂並往前凸，也就是中年發福的原因。不過如果好好鍛練腹橫肌的話，腰部就會自然形成像是馬甲的肌肉，內臟便會回歸原來的位置，腹部也會凹下去。髂腰肌負責維持良好姿勢，臀中肌與臀大肌則支撐腰部。所以只要鍛鍊這四個肌肉，腰部就會變得穩定。

另一方面，當脖子周圍的肌肉，也就是從脖子到肩膀的斜方肌，聳肩時會動到

[改善腰痛的重點肌肉]

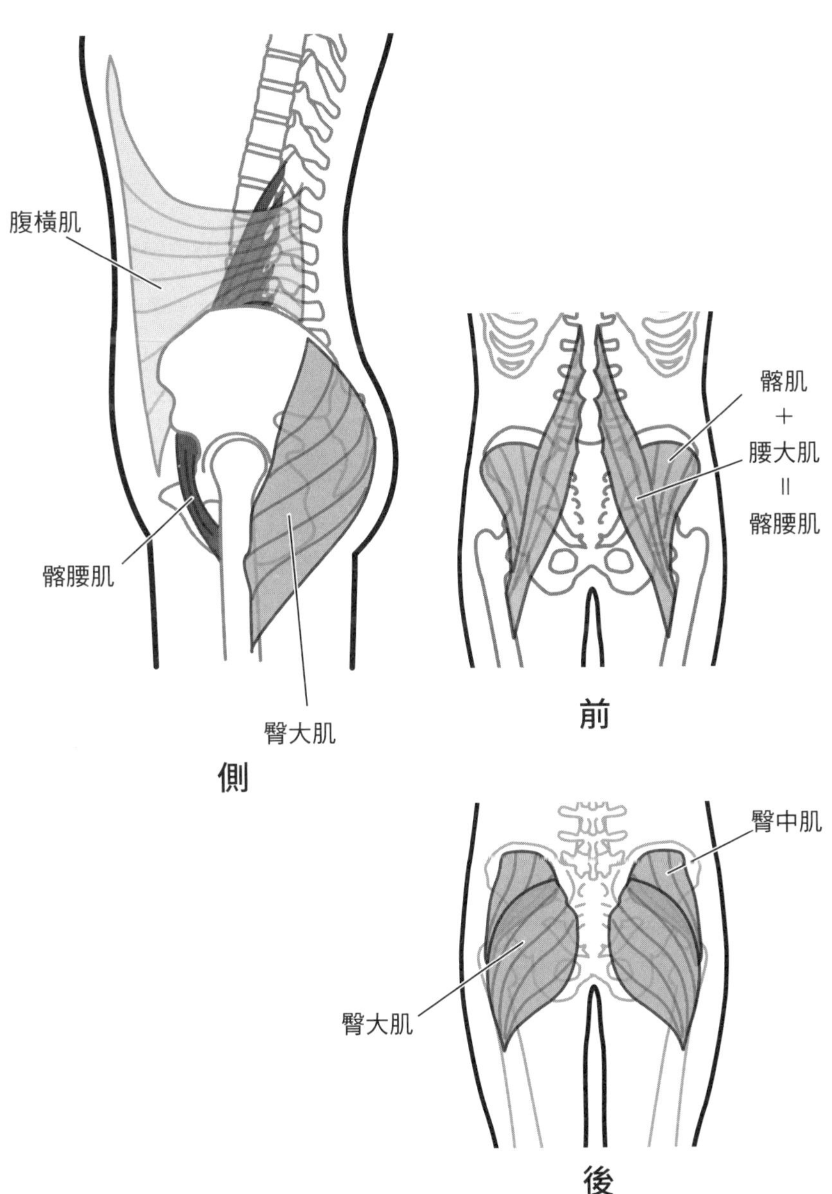
腹横肌
髂腰肌
臀大肌
側
髂肌
＋
腰大肌
＝
髂腰肌
前
臀中肌
臀大肌
後

[改善肩頸僵硬的肩膀附近肌肉]

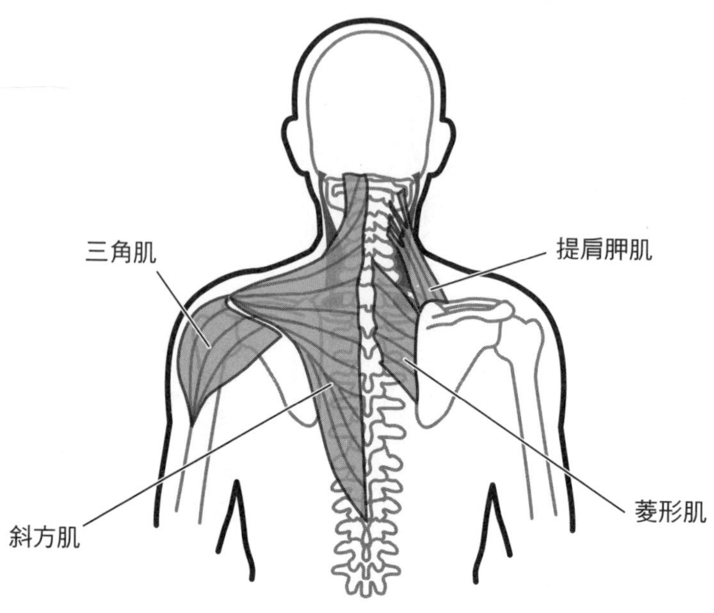

的提肩胛肌、脖子側面一直延伸到鎖骨的胸鎖乳突肌，以及肩胛骨周圍的菱形肌等變得僵硬，通過肌肉的血管收縮就會導致血液循環不良。當血液循環不良時，累積在肌肉中的疲勞物質便無法順利排出，便會導致疼痛。

做基本的深呼吸時，將脖子與背部拉直，此時身體會呈一直線，吐氣時手慢慢張開，肩胛骨向後靠攏。接著用力吐氣，手臂往下，這樣就能放鬆這些部位的肌肉。

靜養的危險性

當病患因腰痛或肩頸僵硬而去到醫院求助時，通常醫師會開舒緩疼痛的貼布或內服藥，最後說一句「請安靜休養」就結束了。接著病患也遵照醫囑盡量不要動，結果卻越來越疼痛——我想很多人都有過這樣的經驗。當然急性期不應該勉強活動，但是如果因為怕痛而完全不動的話，身體肌肉反而會變得僵硬。

關於這點，深呼吸就是在我罹患嚴重腰痛，痛到「無法站10分鐘、無法坐10分鐘、無法走路10分鐘」的狀態下構思出的方法，所以不論是腰痛還是肩頸疼痛，這些動作都可以做。剩下的只是依自己的身體狀況選擇坐姿深呼吸或是站姿深呼吸而已。

實際上，學員當中也有人會打電話過來說：「我今天腰痛到不能動，去看醫師之後他叫我要靜養，所以我要請假」，我告訴他：「深呼吸就是為了治療腰痛才想出來的方法，真的可以治療腰痛，你趕快來吧」。

Japanet的高田社長也是其中一個人。有一天高田社長嚴重腰痛，拖著沉重的步伐好不容易才來到教室。而他的腰痛在深呼吸課程結束時便完全好了。可以快速地站起來，並且正常地走路回家。他現在還常常開玩笑說：「那天的美木教練真的是惡魔」，不過這就是一個足以證明深呼吸可以治療腰痛的小故事。

另外，綜合娛樂控股企業SEGA颯美的里見治紀社長兼CEO也是因為腰痛，所以一開始是弓著身體拖著腳來到深呼吸教室。不過他在第一次上課後就恢復了。一年以來他都深受腰痛所苦，現在終於能再度走路，應該令他感到很開心。那天他是坐車來的，但是卻能夠搭電車回去。

其實里見先生在疫情之前為了員工的健康著想，就邀請我到他們公司演講。之後雖然政府發布緊急事態宣言，但是里見先生說「正是這種時刻我才需要保護員工的生命安全」，因此決定改成線上的形式。他很快就做好線上座談會的準備，讓千人以上的員工都能看到線上影像。

我很高興里見先生與高田先生都願意相信深呼吸的效力。另外，能在疫情之中為各位盡一份力，也讓我感到鼓舞。

深呼吸自己也可以做

即使沒有被我當面指導過，也有人自行看書跟DVD學習深呼吸並改善腰痛，而且還發生了有如魔法般驚奇的事情。他就是現年61歲，正活躍於高爾夫巡迴賽的奧田靖己先生。

奧田先生在2000年前後腰痛的問題突然變得嚴重，已經到了沒辦法打高爾夫球的程度，他說：「從早上起床的瞬間開始就一直很痛」，跟我腰痛最嚴重時的症狀一樣。而奧田先生還說：「如果我想要揮桿的話，就會有一陣像是摔倒般的劇痛襲來」。

他在那時得知深呼吸的存在，一開始也是半信半疑地想著：「這種東西怎麼可能治得好」，但他還是決定不放過任何一個可能性，而開始了深呼吸生活。他每天早晚各做2分鐘基本的深呼吸，在短短兩個月的時間內腰痛就消失了，而且還瘦到皮帶孔能再扣緊兩格的程度。

在奧田先生腰痛最劇烈時，他的願望是「希望可以自己走18洞，並且盡情開球」。曾經，他的身體狀況嚴重到懷有這樣痛切地願望，如今他已經可以在國外的巡迴賽上連續打10天球，腰痛也已經完全根治。更令奧田先生開心的是，他的揮桿距離比以前進步許多。

對職業高爾夫選手來說，沒有比這更令人開心的事了吧！藉由深呼吸鍛鍊深層肌肉時，就能鍛鍊到體幹，就像是身體中間有一根筆直的軸心一樣。重心不偏移，姿勢才會穩定，揮桿距離也會提升。

之後我曾在某次談話機會中與奧田先生見面，並且當面指導他深呼吸。每當我看到他以現役球員的身分持續在球場上活躍的英姿，都會打從心底為他喝彩。

達到高爾夫女子職業選手等級的實力

還有一個跟高爾夫球有關的故事，有個人克服了長年以來肩頸僵硬的問題，揮出個人卓越的新紀錄。

5年前左右，我在某個機緣下與複合型藥品企業‧富士藥品的高柳昌幸社長一起用餐，那時他對我說：「美木先生啊，我因為肩膀僵硬的關係一直都有去找各種推拿按摩與上健身房，但是完全沒有幫助。深呼吸可不可以治療肩膀僵硬啊？」我承諾說：「當然可以啊。一天就可以治好」，幾天後高柳先生真的前來深呼吸教室，並且直到現在都沒有間斷。那時除了基本的深呼吸之外，我還幫他加上可以連動腰部與頸部肌肉的訓練。而又如同我對他承諾的一樣，才開始幾分鐘，他的肩膀就出現了變化。高柳先生也是在短短一次的訓練中就解決肩膀僵硬的問題。伴隨他20幾年的肩膀問題解決之後，他又問我：

「我很喜歡打高爾夫也會參加職業業餘配對賽，但是我的開球的距離一直停滯不前，足足被女子職業選手超出20碼以上。我實在是很想超越女子職業選手的開球距離，我練深呼吸的話開球距離可以提升到250碼以上嗎？」因此高柳先生在某週一次的深呼吸訓練中，又多加入了揮桿所需的體幹強化訓練，以及用我自己發明的高爾夫方法透過呼吸學習力道的收放。

經過紮實的訓練，高柳先生在4個月後的職業業餘配對賽中與笠律子職業選手一起揮桿時，幾乎揮出相同的開球距離。在經過5年的訓練後，現在最長開球距離紀錄是270碼，遠超過女子職業選手的平均成績。甚至在2019年參加職業業餘配對賽時超過比嘉真美子選手。對方還說：「今年只有高柳先生超過我呢」。2021年8月時在小金井鄉村俱樂部打出9洞標準桿36桿。9洞36桿似乎是他人生中的新紀錄。

高柳先生在鍛鍊本是弱點的上半身肌肉後，肱三頭肌變得粗壯許多。姿勢也變好了，下巴到脖子的線條變得緊緻，給人年輕的印象。社長的外在印象也代表著企業的門面，從這點來看又多了一項優點。在高柳先生60歲的當下，他帶著充實的表情說：「這是我人生中最佳的開球距離」。而且高柳先生的富士藥品與大塚製藥一同合作，為藥妝店的顧客舉辦「健康力提升講座」，並請我到場實際示範深呼吸。

從腦部醫學的觀點也能得知運動可以有效舒緩身體疼痛。哈佛大學醫學系臨床精神醫學副教授約翰・瑞提主張「運動能鍛鍊腦神經細胞」。他風靡美國的暢銷書《運動改造大腦》（繁體中文版由野人出版）中，是這麼解說的：

「運動時，這兩種『內源性大麻素（endocannabinoid）』（anandamide與2-arachidonoylglycerol）會在體內與大腦中形成，並經由血液送往全身，活化脊髓的受體後，痛苦信號就會被阻斷，所以不會傳送至大腦中（與嗎啡的作用相同）。接著會輸送到犒賞系統與前額葉皮質的各個角落，直接影響多巴胺。與腦內啡一樣，內源性大麻素是身體製造出的強效阿斯匹林（止痛藥）。最近有些醫師會針對慢性疲勞或纖維肌痛症的患者開anandamide處方藥。另外，有很多研究已經證明這些症狀伴隨的疼痛或疲勞都能透過運動得到緩解。從運動與這些體內合成的止痛劑間的關係來看，完全有其道理。」

※內源性大麻素與腦內啡都是神經傳導物質

想要身體分泌內源性大麻素就必須做一些像是慢跑等「有點累」的運動至少20分鐘，但是在能做到這種程度前，可以先就自身狀況判斷，並搭配深呼吸。希望有人能夠以這種形式活用深呼吸。

您覺得治療肩頸僵硬與腰痛的深呼吸魔法怎麼樣呢？

只要堅持下去，深呼吸確實能夠改善疼痛不舒服。不過腰痛與肩頸痠痛都是身體習慣造成的，事實上很容易再度復發。正因如此，才需要養成深呼吸的習慣，讓自己戒掉不良姿勢。最後，如果您現在也有肩膀或腰痛困擾的話，就當作被騙一次，儘快嘗試看看深呼吸吧！

改善肩頸僵硬的訓練

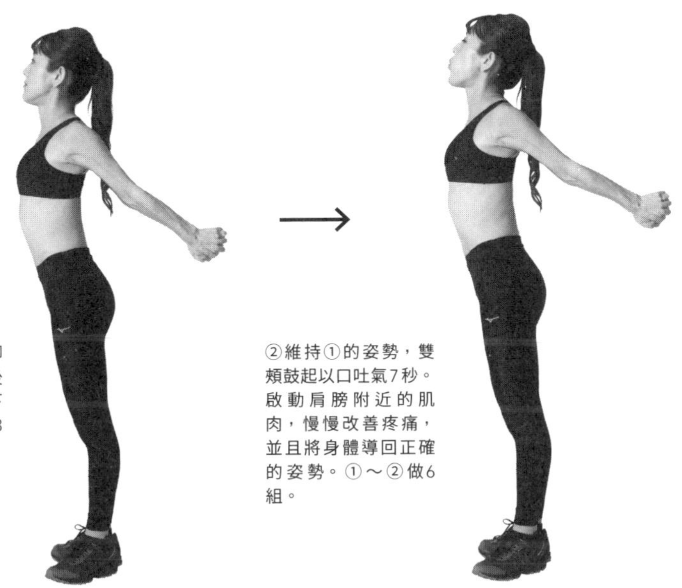

①站立時腳跟貼緊，腳尖向外打開，雙手向後伸直，手掌交扣，臍下丹田用力，鼻腔吸氣3秒。

②維持①的姿勢，雙頰鼓起以口吐氣7秒。啟動肩膀附近的肌肉，慢慢改善疼痛，並且將身體導回正確的姿勢。①～②做6組。

改善腰痛的訓練

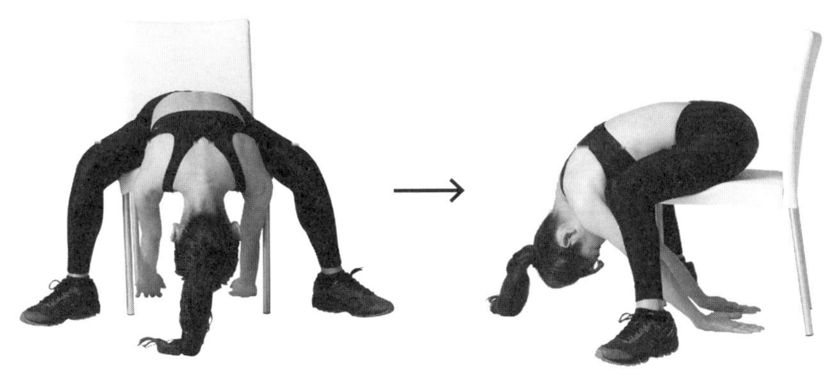

①椅子坐三分之一，雙腳打開到最大，腰往下彎，雙手往椅子下伸，放鬆身體反覆做深呼吸。

②慢慢反覆做深呼吸，習慣後可以試著將雙手慢慢往深處放。維持30秒後緩慢起身。

魔法 episode 7

從腦梗塞、腦出血中復活！

也能預防失智症

我在2019年出版的《做深呼吸活到120歲》（幻冬社）書腰上記載著作家兼前東京都知事石原慎太郎先生的評論。上面寫著：「我把生命託付給美木先生。」為什麼石原先生會給我這句話呢？這又是一個深呼吸的魔法。

與石原慎太郎先生的相遇

2017年時，當我看到石原先生的身影出現在電視上時，我嚇了一跳。在此之前石原先生給人的印象都是抬頭挺胸，走起路來英姿颯爽地帶領著記者們。而電視上的他竟然變得步伐細碎又緩慢虛弱。石原先生有著高爾夫、網球、帆船、潛水等各種戶外興趣，是位外表比實際年齡年輕許多的運動人士，所以當我看到他那時的模樣才會感到巨大的衝擊。而且，我想這應該是腦梗塞的後遺症，這是我多年來接觸許多學生的經驗中得出的想法。

後來在新聞中得知，實際上石原先生在2013年時曾經發生輕微腦梗塞，

2015年又再度出現腦梗塞，左半身留下麻痺的後遺症，且舉步困難。我不知道他的狀況有多嚴重，也不知道還能不能繼續寫書，我打從心裡感到擔心。畢竟我是石原先生的忠實粉絲，他的著書我幾乎都曾拜讀。

深呼吸教室開設至今也有過許多因腦部疾病導致身體發麻或麻痺的學員。雖然每個人的情況不盡相同，但幾乎每個人在做深呼吸後都有達到比復健更佳的恢復效果。所以我看著電視上石原先生的樣子，對我們教室的女性教練說：「如果他能來我們教室的話，他慣用手的左手一定可以再次活動」。「想方設法也想幫助石原先生」這樣的想法一天天湧上心頭。某天，我實在是坐立難安，於是就去找石原先生的舊識，也就是幻冬舍的見城徹社長，我立刻表明：「如果是我的話，一年內就能讓石原先生再次走路」。一開始見城先生也是半信半疑地說：「美木先生啊，你確定可以這樣跟石原先生說嗎？」我說：「沒問題！如果是我的話一定可以治好他」，在我一次又一次的要求下，他終於答應我會嘗試聯絡石原先生。

深呼吸與腦部的關係

如果是我的話一定可以治好石原先生——這份自信其實是奠基於以下的想法：不只是在睡眠時，我們在一整天的生活中幾乎都是「無意識」地呼吸。但是，如果在呼吸時有意識地比平常花更長時間慢慢吐氣的話，氧氣自然就會輸送到腦部的毛細血管中，神經細胞就會更有效率地消耗氧氣（參考資料《想遠離煩惱就要先管住你的腦》加藤俊德監修／繁體中文版由台灣東販出版）。另外，四肢的運動機能是經由脊髓神經連動大腦。所以在呼吸的同時運動四肢就能活化腦細胞，促進神經迴路連結發展，如此一來四肢就有可能再次活動。

從電視畫面上看來，雖然石原先生動作的幅度不大，但手腳還是可以活動。這點很重要，我在前一章中有說明過「靜養」的弊害，如果因為不能順利活動而整天躺在床上的話，肌力就會逐漸下降。

最明顯的例子就是「太空人」。當他們在外太空無重力的環境下生活三個月後，當回到地球時會連站都站不起來。這是因為在無重力的環境下沒有使用肌肉的關係，腦部會判定肌肉「用不到」而讓肌肉變得鬆弛。

而更令人吃驚的是，大腦甚至會判斷「用不到骨頭」，導致蝕骨細胞活化。所以從外太空回來的太空人幾乎都會罹患骨質疏鬆症。

現在的太空人為了避免這些狀況，都會服用營養補給品，或是在無重力的船艙內踩飛輪運動等，藉此向腦部傳達肌肉與骨骼的必要性。這是一個可以告訴我們不動身體會帶來壞處的絕佳例子。

從腦構造來看，近年來普遍認為當腦中風發生時必須儘快復健。這是為什麼呢？請容我參考《視覺圖解腦構造》（加藤俊德監修／mates出版）與《NHK Special 喚醒大腦：腦中風・復健革命》（市川衛／主婦與生活社出版），並向讀者說明腦部的運作。

據說人腦內有幾百億至幾千億個細胞存在。而腦細胞的代表，就是稱作神經元的神經細胞。雖然大的神經元也只有０．１㎜而已，但是將神經細胞排成一直線的話，據說可以長達１００萬㎞。構成這個巨大網絡的神經元每一個都能發出動作電位以共享資訊，因此腦才能實現高度運作。神經元有像是樹木分枝一樣的「樹突」，樹突的前端有稱作「突觸」的資訊接收處。動作電位會通過稱作「軸突」的通道到達突觸，這些訊號會由樹突接收，再傳給下一個神經元。簡單來說，就是神經細胞會伸出很多隻手，這些手握在一起形成一個網絡的狀態。人類可以思考、活動手腳都是有這些神經細胞組成的網絡才有辦法做到。

當你想要活動手腳時，腦部會發出命令，想要活動的手腳肌肉就會藉由脊髓與頭腦連動。但是，當負責這些活動的腦神經細胞受損時，就沒有辦法再像往常一樣活動了。另外，如果希望神經細胞可以保持運作的話，就必須時常透過血液將氧氣與糖分輸送過去。所以，當腦部的微血管阻塞導致「腦梗塞」，或是腦部血管破裂導致「腦出血」或是「蜘蛛網膜下腔出血」時，神經細胞就有可能受損。

以前都認為喪失的身體機能不容易恢復原本的功能，但是近年來，人們發現腦神經有「可塑性」。雖然遺憾的是損傷的腦細胞並不會恢復，但是負責處理四肢動

[腦內神經細胞的構造]

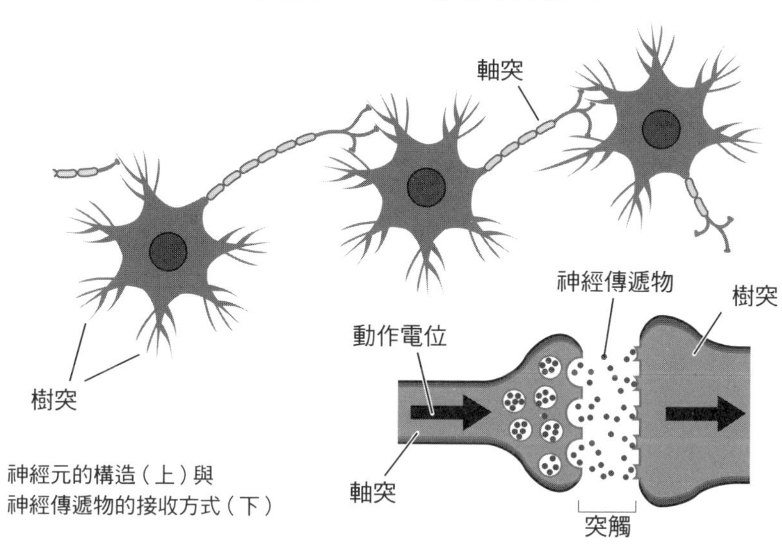

神經元的構造（上）與
神經傳遞物的接收方式（下）

作的神經細胞網絡即使損壞，其他的神經細胞還是會代償原本的動作。簡單來說，就是原本認為只有一條的神經功能路徑，會因腦的可塑性建構出全新的路徑。神經細胞之間的連結在成長過程中一開始是很薄弱的，隨著一次又一次經過這些通路，路徑就會變得越來越強健。也就是說，如果因為腦中風而站不起來的話，在復健的過程中必須在腦中想像自己站起來，並且實際站起來，必須累積一次又一次這樣的經驗。這是因為當每次大腦發出命令而身體實際達成動作時，就會強化這個動作的網絡。

[神經細胞的網絡與構造]

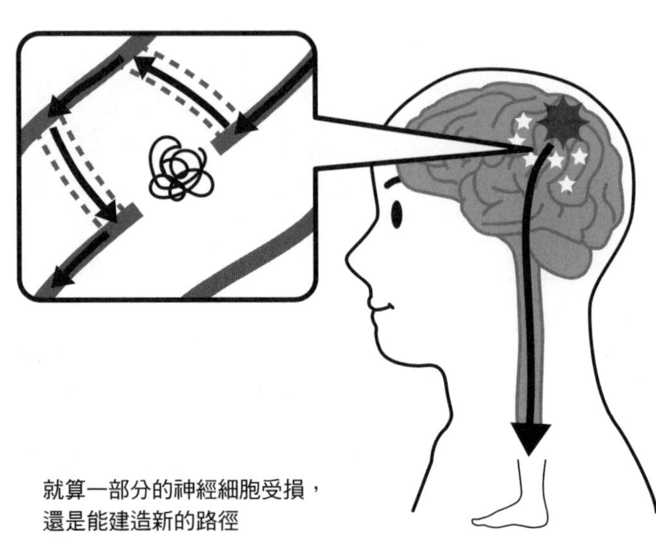

就算一部分的神經細胞受損，
還是能建造新的路徑

另外，前述加藤俊德醫師的著書中提到：「腦部所消耗的氧氣占總體的20%，是所有器官中耗氧量最高的器官。腦梗塞是腦細胞缺氧壞死導致的結果，所以最重要的是必須提升腦部的供氧，讓腦部的毛細血管血液順暢」。另外，根據《運動改造大腦》書中所述，當腦部血液循環良好時，神經元（神經細胞）的功能就會提升，而且有助於讓大腦分泌促進神經元成長的腦源性神經營養因子「BDNF」。

總結上述所說，可以充分吸收氧氣的深呼吸，搭配復健運動活動喪失功能的部位，就能幫助活化有別於原來的指令系統的其他神經細胞，並透過新的路徑來傳達指令。這樣說明是否可以理解呢？

透過深呼吸與運動的組合，就能幫助腦與腳，或是腦與手的連結。依據上述理論，我才會篤定認為只有深呼吸能夠幫助到現在的石原先生。

恢復到可以小跑步的程度

2017年6月，石原先生終於蒞臨深呼吸教室。我雖然很緊張，還是慎重地向他確認：

「我的訓練方式就是枯燥地重複一樣的動作。也許您會憤怒地說：『一樣的動作到底要我做幾次！』但是我一定會讓您再次正常地走路。您能接受嗎？」

於是，石原先生筆直地看著我的眼睛，然後平靜地說：

「我把生命託付給美木先生。」

像石原先生這麼偉大的人，竟然願意將他的生命託付予我！彷彿就像電影開拍時的興奮與喜悅，更多的則是壓力，我覺得心跳比平常還要快兩倍。

時間一分一秒都不能浪費，我們立刻就開始課程。一開始我先請他把手伸出來，反覆張開與握拳，這是連結腦與手指的訓練。像這樣腦與身體連結的運動，並不是一天比一天進步一點，反而會在某天像是開關打開了一樣，突然就可以做到了。儘管一開始動作很緩慢，也沒有辦法有節奏地做，但是我跟他說重要的是讓手指嘗試達成腦中所思考的動作。

之後訓練也持續進行，主要做的有3個動作。

第一個動作是請他坐到椅子上再站起來，也就是深蹲的動作。雖然年輕人不用特別思考也可以快速地從椅子上站起來，但是對於肌肉量下降的年長者來說只靠腳的力氣站起來是比想像中還要難上許多的動作，更不用說是像石原先生這樣有身體麻痺的人。很多人都是在無意識中先用手撐著椅子再坐下，或是用手扶著桌子站起來。

以下具體說明深蹲的方式。以坐著的姿勢將體重放在雙腳的拇指上，雙手抬高到頭部兩側。這時，用「嘿！」的氣勢，將手往身體兩側向下揮，這麼做就能很神奇地輕鬆站起來。這裡的重點是坐著的時候從鼻腔吸氣，站起來的時候用嘴巴吐氣。我請他做10次這個動作。

下一個是訓練大腿根部肌肉「髂腰肌」的運動。走路時能夠把腳抬起來都是髂腰肌的功勞。如果髂腰肌衰退，腳就會抬不起來，拖著腳走路很容易會跌倒。以坐姿的狀態從鼻腔吸氣，同時將單腳抬高90度以上。接下來從嘴巴吐氣，同時將腳放下來。這個動作也是請他做10次。

最後是雙手前後大幅擺動的走路練習，同時也要用鼻子吸氣走4步，以口吐氣走4步。這與深呼吸健走一樣，但是請石原先生做這個動作的目的，是為了要讓腦記住手與腳的協調。有許多人上了年紀後，光是走路都有可能會絆到腳，再加上髂腰肌的退化，於是在走路時就會把手臂擺動的幅度變小。

當80分鐘的訓練時間結束後，我戰戰兢兢地心想不知道石原先生認為深呼吸的效果如何。在他要回去時，他轉向我，看著我的眼睛說：「美木先生，我已經把自己的生命託付給你了」。我崇拜的石原先生對我構思的深呼吸感受到效果。一想到這裡胸口突然熱了起來。石原先生在這之後每個禮拜都會來教室訓練，從來沒有缺

深蹲

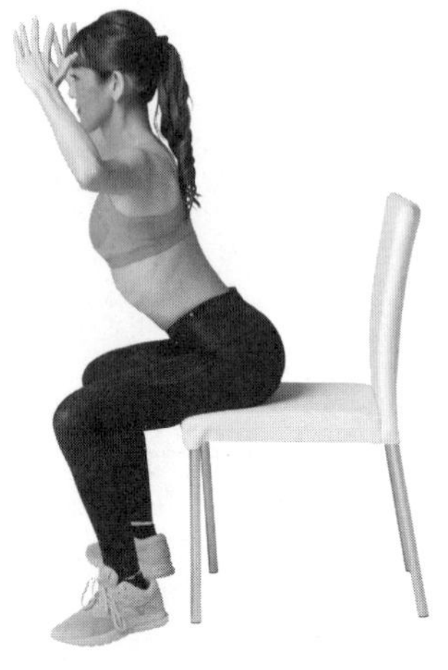

①雙腳張開與肩同寬，重心放在拇指球（大拇指後面）。雙手張開放在頭部兩側，膝蓋成直角彎曲，從鼻腔吸氣3秒。

→

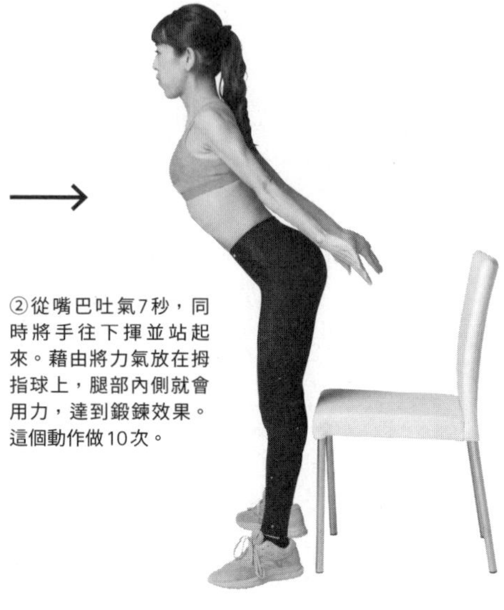

②從嘴巴吐氣7秒，同時將手往下揮並站起來。藉由將力氣放在拇指球上，腿部內側就會用力，達到鍛鍊效果。這個動作做10次。

髂腰肌運動

①雙手抓住椅子兩側，保持平衡。以2秒大約3次的節奏將腳抬起。「4下用鼻子吸氣，6下用嘴巴吐氣」，做6組。

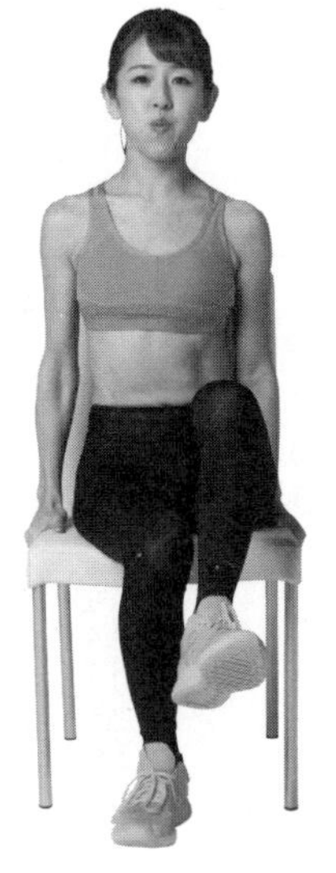

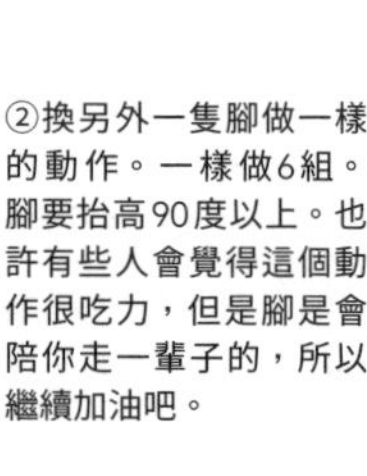

→

②換另外一隻腳做一樣的動作。一樣做6組。腳要抬高90度以上。也許有些人會覺得這個動作很吃力，但是腳是會陪你走一輩子的，所以繼續加油吧。

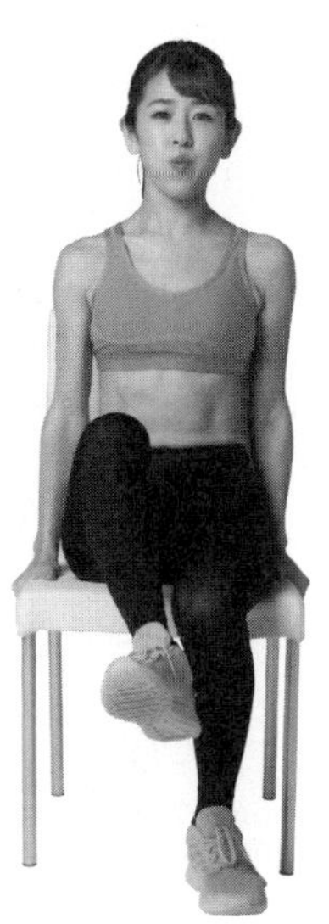

席。到了第5個月時，他的肌力已經恢復到可以彎著腰做深蹲的程度。

石原先生的恢復過程在2019年12月的《中居大師說》節目中播放。原本步履蹣跚的樣子經過2年3個月已經改善到可以小跑步的程度。TBS電視台的攝影棚內也歡聲雷動。

無法動手術的症狀自己消失了

另外我還想要介紹一位，也是從腦疾病中康復的例子。

他也像是被施以深呼吸的魔法，經歷了奇蹟般的體驗。

身為企業經營者的重田秀豪先生（當時47歲），2019年的春天在滑雪的時候摔倒兩次。這兩次頭部都有撞擊到地面。跌倒當天其實沒有什麼狀況，但是在兩個月後他突然變得口齒不清，且伴隨著劇烈的頭痛，因此趕緊前往醫院。

經電腦斷層檢查後發現是腦出血。醫學上的病名為「硬腦膜上出血」。這是頭部受到創傷後，血液滲入硬腦膜與頭蓋骨之間的狀態。而重田先生的病況嚴重，因此立刻緊急動手術。但是在沒有清除掉所有會對腦部造成威脅的血塊下，手術不得已地結束了。

不僅是沒清除的血塊令人擔憂，術後，重田先生還從醫師那裡得知一個驚人的消息，醫師宣告：「你的腦部開始萎縮了」，而且原因不明。腦如果萎縮的話，就會出現像失智症一樣忘東忘西，或是對周遭事物沒有興趣等症狀。雖然他問醫師有沒有解決的辦法，但是醫師說目前沒有藥物治療，也沒辦法動手術。對重田先生來說，他還不到50歲正值壯年，一想到他的工作、公司、家庭就不由得意志消沉。

我聽重田先生說了這些事情後，突然靈光一閃，也許可以靠深呼吸讓病情往好的方向發展。就如同我在石原先生的章節中所述，深呼吸把氧氣運送到腦部後，就有利於腦神經細胞活化，也許就可以延緩腦部萎縮的情況。我向重田先生說明後，建議他把1個月4次的深呼吸課程增加到1個月8次。

之後的3個月之間，重田先生比以往還要更認真進行深呼吸的訓練。可能也是因為沒有別的方法了，只好孤注一擲。於是他的氣色越來越好，皮膚也出現光澤。

雖然我看不到他腦部的狀況，但我深信一定有好轉。終於到了隔天要回診的時候了，我對重田先生說：「依照我的推測，腦萎縮應該沒有繼續惡化」，並笑著目送他回去。

到了下一次訓練時，重田先生難得帶著滿臉笑容走進來。據他所說，檢查後發現，原本在腦中那些沒清除的血塊竟然完全消失了，而腦部不僅沒有繼續萎縮，反而回復到原先的狀態，這完全是意料之外的結果！這驚人的恢復力連看診的醫師都說：「血塊竟然消失了……」醫師還問他：「你這3個月到底做了什麼？」重田先生得意地向他說明深呼吸後，醫師驚訝地說：「咦!?只靠呼吸嗎……？」

重田先生向我報告完後，對我說：「雖然我不清楚科學根據，但是我確定是美木先生救了我一命」。我絕對相信是深呼吸的功勞，但是最重要的還有重田先生的努力才會有這樣的結果。之前，重田先生曾兩度因腰痛而想請假，但我還是請他過來上課，結果上完課腰痛就好了。可能是有過那兩次的經驗，他才會願意默默相信我深呼吸可以促進腦細胞活化的提案。

重田先生說：「在做深呼吸時，會在某些瞬間頭腦突然變得很清晰。而且在訓練完之後會有耳目一新的感覺，不僅視野變得寬廣，頭腦更清楚，工作效率也跟著提升」，他現在也為了自己的身體健康持續上深呼吸的課程。

也可能有助於對抗失智症

人在出生1歲以後，大腦每天都在減少。而腦中的老廢物質——β澱粉樣蛋白會隨著年齡而不斷堆積，如果突觸衰老的速度超過新突觸連結的速度，那麼就有可能會引發阿茲海默症或是帕金森氏症。《運動改造大腦》書中是這麼說明的：

「當突觸的活動減少，樹突萎縮時，運送營養至腦部的血管也會萎縮，所以血流速度就會受到限制。也有可能發生相反的情況。就是沒有充分的血液運送至大腦，所以毛細血管就會萎縮，樹突也隨之萎縮。不管是哪一種情況，都會導致細胞死亡。如果沒有血液運送氧氣、燃料、肥料，以及修復時所需的分子，那麼細胞就會死亡。促進神經元成長的營養素——腦源性神經營養因子（BDNF），或是血管內皮生長因子（VEGF）等，它們的數量都會隨著年齡增長而減少。因此神經傳遞物「多巴胺」的分泌速度就會變慢，導致運動機能衰退，欲望動機降低。」

而對於運動與大腦的關聯，他總結：「調查退休人士的腦內血流程度後發現，有運動習慣的人在退休4年後，腦內的血流程度也幾乎沒有變化，而較少運動的人則是顯著下降。在大腦停止活躍成長的那一刻，就會開始朝死亡邁進。而運動則是阻止老化前進，為數不多的方法之一」。

橫濱東邦醫院的梅田嘉明院長說：「深呼吸可以促進腦部的血液流動，有助於活化腦細胞，因此可以期待深呼吸有預防失智症中占6至7成的阿茲海默型失智症的效果」。

另外，這是我從別的醫師那裡聽來的，他說有些老人雖然活動自如，但如果生活起居被照料得無微不至的話，那幾乎都會得到失智症。現今，在醫療現場有兩大問題逐漸受到重視，一個是「衰弱症」（因年老使得身心狀況變得衰弱的狀態），另一個則是「肌少症」（因年紀大或生病導致肌肉量減少，全身肌力不足以及身體機能下降的狀態）。如果病患把這些症狀都推給年齡因素而自我放棄的話，那病況就會加速惡化。學者預測，到了2025年，65歲以上每5個人當中就有1個人會罹患失智症（平成29年版高齡社會白書）。深呼吸即使躺著也能做，所以請在身體狀況許可的情況下將深呼吸融入生活當中吧。

運用深呼吸復健的結果

在這章節的最後，我想介紹一位雖然沒有受過我當面指導，但是在自己持續不懈努力做深呼吸之下，從腦出血中復活的讀者。他在閱讀過《做深呼吸活到120歲》之後，寄給我這封充滿希望的信。

給《做深呼吸活到120歲》美木良介先生的感謝信

您好。我在2018年9月時，因腦出血導致右半身麻痺，還得了失語症。當時我58歲。

也因此我無法用右手拿筆，這封信也是我用左手重新學習電腦的平假名與片假名所打出來的，因為我還在摸索中，所以說明時如果有一些語意不清的地方還請您見諒。

2018年9月住院時，我是右手與右腳完全不能動的狀態。我因為失語症無法說話，就像是來到國外一樣。

之後我在醫院接受6個月的復健治療，他們在我右腳裝上輔具，拄著助行器後總算是可以一小步、一小步地慢慢走了。但右手因為比較嚴重的關係，手完全使不上力。

我回家後也有繼續復健，儘管有職能治療師指導，還是覺得有些不足。

在2019年末時，我太太偶然在報紙上看到《做深呼吸活到120歲》的廣告並告訴了我。在我知道石原慎太郎先生也有做深呼吸的時候，立刻就買下這本書。

在2020年1月時，我就自己照著DVD開始做深呼吸。

①一開始我先試著以坐姿做基本的深呼吸，到我可以真正做好為止花了3個禮拜，右邊肩膀稍微可以動的程度。

②之後一直到２０２０年6月，我幾乎每天都有做坐姿深呼吸體操。這時我的右手已經可以抬到頭的高度，並可以在身後抓住雙手。

③到２０２０年7月時，深呼吸之外我還加入了訓練的部分，11月下旬時右手與右腳雖然沒有達到完美的程度，但已經可以盡量完成動作了。到此為止（到深呼吸訓練結束為止）的時間是ＤＶＤ的30分鐘，是作為復健很適當的長度。

④２０２０年12月初左右，從深呼吸到深呼吸訓練的30分鐘之間，只要是需要站立的部分，我都可以站起來跟著ＤＶＤ一起做了。

每週一次職能治療師的復健與自主練習，再加上每天30分鐘的深呼吸訓練，讓我增強體力並減輕麻痺，從去年年末到現在1年左右的時間中，我的活動範圍變得寬廣許多。

雖然現在我的右手手指還是不能活動，但是右手已經可以伸到頭頂了。右腳雖然還是有肌肉張力，但只要穿著輔具並且加上助行器，在平地還是可以走2km的程度，已經可以到外面散步了。

我認為也是深呼吸的呼吸法治好我的失語症，讓我可以發出聲音。

我太太也會在工作空檔做深呼吸。

之後我也想挑戰2分鐘節奏運動與核心運動。

我真的很感謝美木先生與深呼吸。謝謝您。祝您日後也有活躍地表現。

兵庫縣　K・H

K先生想要治好自己的決心再加上深呼吸才會產生這樣的魔法。我想可以從這封信中看出他透過做深呼吸而慢慢康復的過程。而且對我來說也是很大的激勵。我又再次在心底期許可以有更多人因為深呼吸維持健康的身體。

關於人體腦部還有很多未知的領域。如果有人正因為某些後遺症而感到煩惱的話，真的希望你可以試試看深呼吸。因為奇蹟就在離你那麼近的地方。

魔法 episode

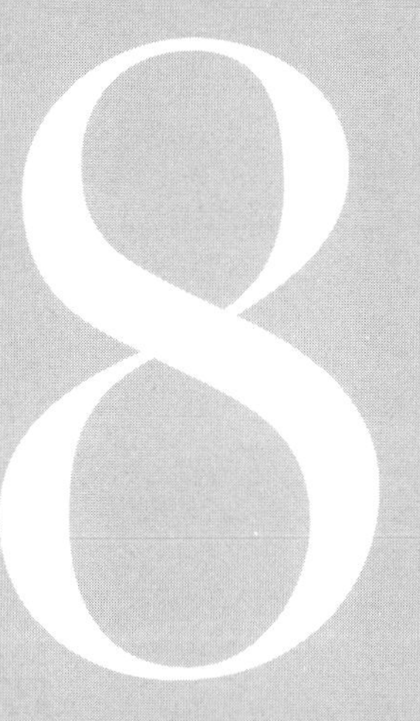

深呼吸可以鍛鍊精神力！

一開始做深呼吸的時候，很多人會發現自己沒辦法如想像般順利地吐氣。常有人跟我抱怨：「我沒辦法像美木先生一樣吐出又強又長的氣！」因為平常呼吸的時候都是無意識的，所以剛開始會覺得很困難也說不定。一開始可以先從第8頁的呼吸法開始練習，熟練後再進階到第9頁的基本深呼吸。像這樣一步一步讓身體慢慢理解深呼吸，只要持續下去自然就能吐出又強又長的氣了。

只不過每個人在上了年紀之後呼吸都會變弱，所以可能需要花點時間習慣。

想提升肺功能必須重視呼吸肌

山王醫院的副院長，也是呼吸器官中心主任的奧仲哲彌醫師針對肺功能與深呼吸的關係是這麼說明的：

「20～25歲時，肺的1秒量（1秒的吐氣量）如果是100的話，重度菸癮者因肺部附近的肌力下降，加上肺氣腫，到了65歲左右時肺部功能就會下降將近40％

[吸氣與吐氣時會用到的肌肉]

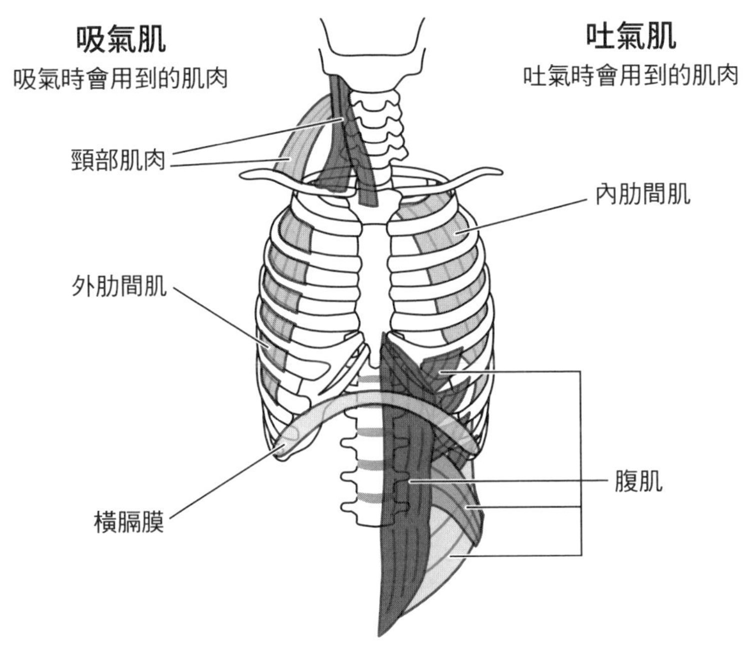

左右。

肺的周圍有20種以上被稱作呼吸肌的肌肉，這些肌肉能夠輔助肺功能。除了肋間肌與胸鎖乳突肌等，還有位於深層的腹橫肌與橫膈膜都屬呼吸肌。人一天中大約會進行兩萬次無意識的呼吸，因此呼吸時自然不會鍛鍊到肺部與深層肌肉，但是如果以深呼吸有意識地縮腹吐氣，那橫膈膜擴張時腹橫肌就會一口氣收縮。也就是說，只要持續進行深呼吸呼吸法，就能鍛鍊到肺部周圍肌肉，並提升肺部機能」。

有過手術經驗的人可能會知道，如果病患需要全身麻醉的話，在手術前會先接受術前呼吸訓練。當手術完後，病患處於需要臥床靜養的狀態，因此肺會不完全擴張，呼吸道就容易阻塞。再加上氣管內插管如果刺激到支氣管的話就容易積痰，所以為了不要引起呼吸器合併症等，呼吸科的醫師與護理師就會指導患者做呼吸訓練。呼吸與生命息息相關且無法取代。強化呼吸是為了生存必須加以重視的一件事。

姿勢不良導致呼吸過淺

各位如果與某人相隔一段距離，在看不到臉的情況下是怎麼判斷對方是年輕人還是老人呢？那個人的站姿，也就是姿勢會不會是你用來判斷年齡的基準呢？年輕人通常都是雙腳確實踏地，抬頭挺胸的站姿吧。而年長者通常是膝蓋微彎，身體往前傾且駝背的姿勢。因為上了年紀後肌力下降，就無法挺直身體。

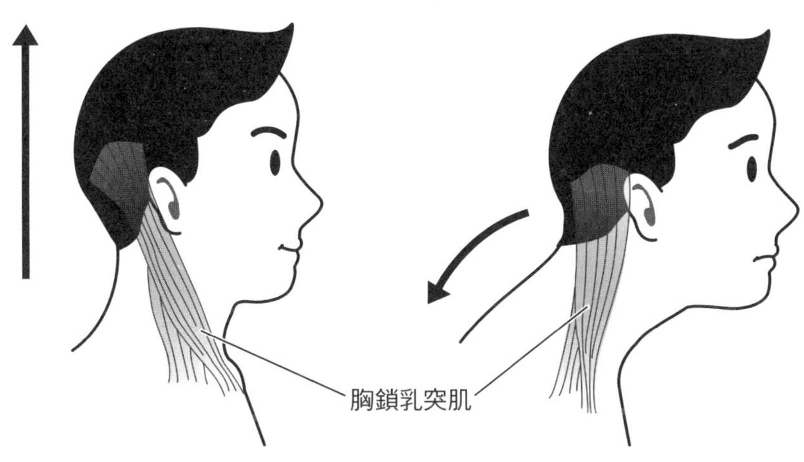

左邊是肌肉在正常位置的頸部。右邊則是所謂的「手機頸」

但是，近年來出現一個可說是現代病的現象，那就是越來越多人從小就習慣弓著身體的姿勢。而大部分的原因都來自於電腦、手機、遊戲等3C產品。特別是多低頭族都會長時間以不良的姿勢使用手機，所以位於頸部的胸鎖乳突肌就會往前拉伸，導致肌肉僵硬脖子往前的「手機頸」問題。

那麼，該怎麼做才能維持良好姿勢呢？

姿勢的好壞與體幹有關，身體的軸心，也就是體幹最重要的功能就是維持姿勢。比方說在騎腳踏車的時候即使突然不平衡，身體還是會保持直立。

這時，發揮作用的就是體幹的核心肌肉。

走路、跑步、爬樓梯、下樓梯，這些動作全

部都是靠體幹的核心肌肉維持姿勢穩定，讓你隨時可以保持平衡並順暢地動作。但是，當體幹不夠強健時，即使只是坐著，身體也很容易彎起來。這麼一來呼吸就會過淺，吸收到的空氣量就會變少。

如果彎著身體久了，變成駝背的話就更嚴重了。駝背時嘴巴自然就會張開，嘴巴隨時都張開的人幾乎都是「用嘴巴呼吸」。

用嘴巴呼吸完全沒有任何好處。根據之前提過的奧仲醫師的說法，「『用鼻子呼吸』時，空氣通過鼻腔時，裡面的鼻毛、纖毛以及黏液都有防禦機制，能夠阻絕花粉與灰塵等進入肺部，因此進到肺部的空氣就會很乾淨。

另外鼻竇可以稍微將空氣加溫，所以冬天時冰冷乾燥的空氣都能夠先加溫加濕再進入肺部，就不會對肺部造成負擔。相對地，如果用嘴巴呼吸就沒有防禦機制，空氣會直接進入肺部，冬天時喉嚨會上皮乾燥，很容易感冒」。

同時，我認為嘴巴呼吸最大的問題是對精神方面的影響。自律神經對人的精神面有很大的影響，我們卻不能控制它。而我們唯一可以控制的就只有呼吸。人在感到不安或壓力時交感神經就會變得活躍，副交感神經則是在放鬆以及睡眠時發揮作用。當緊張忐忑不安時，深呼吸可以讓自己安定下來，這就是副交感神經在作用。

可能是因為呼吸與自律神經有著密切的關係吧，人用嘴巴呼吸就容易陷入不安情緒中。比方說在仰躺睡著的人臉上放一張衛生紙，也就是他會呈現呼吸困難的狀態。據說這樣那個人就很有可能會做惡夢。

呼吸與心靈就是如此關係密切。只要持續做深呼吸，就能鍛鍊到橫膈膜與腹橫肌等深層肌肉，姿勢自然變得端正。而且不僅呼吸會變強，也能養成用鼻子呼吸的習慣，並且能安定身心。

這是實際發生的事。在第2章與第4章曾經登場過的S導播，他的下屬曾經在兩年前被診斷出有憂鬱症。但是，當他開始做深呼吸之後，症狀就漸漸改善了。以下是本人（29歲／男性）親口描述的內容。

「我被調到新的部門後，就過著每天忙碌的日子。不知道從什麼時候開始，早上坐電車時就會感到很不舒服。食慾也降低，明明沒有喝酒也像是宿醉一樣不舒服。常常會感到惡寒。在上班時也會突然衝去廁所哭。對原本的嗜好喪失興趣。假日只會一直昏睡等。出現這些症狀後，兩年前開始我就去身心科就診。於是被診斷出患有「憂鬱症」並請假3個月。但是復職後早上的倦怠感也沒有減輕，我又常常遲到缺勤，只好再度請假3個月。

我的上司S導播在聽到我身體的狀況後，就邀我一起做深呼吸。我跟他提到我的症狀之一就是脖子痛到受不了。於是S導播除了教我基本的深呼吸，還教我把雙手放到背後握住，再往上伸的深呼吸訓練。

老實說，一開始我也是半信半疑，但是實際做過之後，脖子的疼痛立刻就緩解了！之後S導播問我要不要試著在早上做深呼吸，於是每天早上我都會做呼吸法1的基本深呼吸，體幹深呼吸，還有手放在身後交握的深呼吸等5種練習，共20分鐘。另外，午休時間有空檔的話，就會到附近的公園做45分鐘的深呼吸健走。原本我對於還要走路感到有些提不起勁，但是我看到S導播跟其他工作人員去健走後，會覺得自己也想要嘗試看看。我想如果我不能去上班的話，又會擔心自己造成別人的困擾，反而陷入惡性循環，所以我很也想試著努力，回復到可以上班的狀態。

之後的4個月，我都很積極地過著深呼吸生活，早上可以清爽起床的天數慢慢增加，有辦法上班的日子也越來越多。而且原本１６５公分93公斤的我開始做深呼吸後自然就減了10公斤！

我回去公司上班已經一年了，雖然我還是必須服用抗憂鬱症的藥與安眠藥，但是只要做深呼吸身心狀態都有明顯好轉。在我的狀況穩定下來後，我也變得有心力尋找交往對象，之後順利交到女朋友，並且有結婚的打算。

雖然一開始我的心中是充滿懷疑的，但是我現在可以堅定地相信，深呼吸絕對是有益身心的健康法。」

後來我也有跟S導播聊過當時的狀況，S導播說他第一次教這位下屬基本的深呼吸時，他的眼睛突然變得很有神，令他印象深刻。之後過了4個月，「他的眼神慢慢恢復正常，表情變化是我之前完全無法想像的」。

我相信是因為他自己不願輕易放棄，再加上有S導播為下屬著想的心，才會對病情有好的影響。

在科學上也證明運動對憂鬱症治療的幫助。1999年杜克大學研究運動與壓力的關聯性時，以156位憂鬱症患者作為受試者，調查藥物與運動對憂鬱症有什麼樣的效果。他們把受試者分成完全不運動只靠藥物治療的小組，以及每週運動3次，每次30分鐘的小組。經過16週調查後發現，憂鬱症的發病率沒有太大的差異，但是6個月後的復發率，藥物治療組是38%，運動組則是只有8%。

另外，約翰．瑞提所寫的《運動改造大腦》書中關於大腦與心臟的關係是這樣敘述的：

「運動後，身體的肌肉張力就會舒緩，所以就會切斷回傳至大腦的不安信號。只要身體穩定，大腦就不會有多餘的擔心。另外，因運動產生的一連串化學反應都有讓心靈平靜的效果」。

如果身心狀況不佳，可以先從1天2分鐘的深呼吸開始做起。

另外，在深呼吸課程的最後，為了讓學員可以重新啟動身心，一定會讓大家做

正念冥想

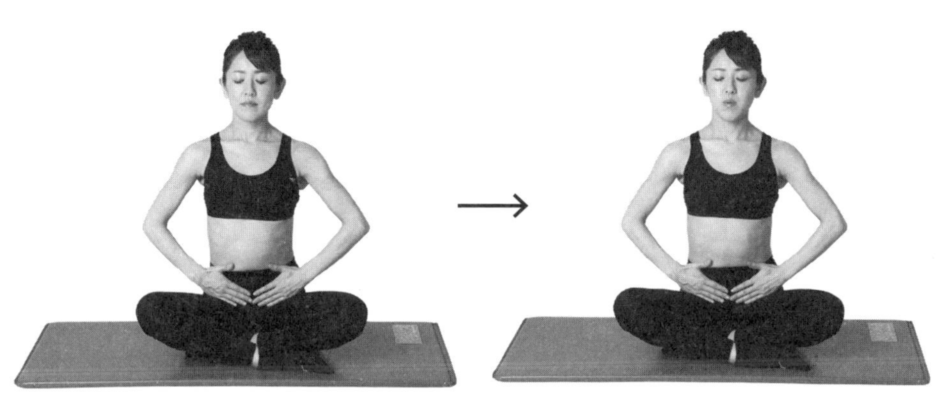

①以坐姿（坐在椅子上也可以）將背打直，閉上眼睛從鼻腔吸氣5秒，並停滯5秒。將手掌放在臍下丹田的位置。

②用10秒緩慢地從嘴巴吐氣。小腹維持收縮的狀態，將注意擺在臍下丹田的位置。這個動作重複9次。

深呼吸流的正念冥想。做法很簡單，將背打直坐下，手放在臍下丹田的位置，保持縮小腹的狀態，將眼睛閉上，從鼻腔吸氣5秒，接著屏氣5秒。這時將注意力放在臍下丹田的位置，從口吐氣10秒。這組動作總共做9次。總共只有3分鐘，請務必練習看看。

唱歌變好聽了

順帶一提的是，有許多來教室學深呼吸的學員都說他們唱歌變好聽了。應該是因為深呼吸會鍛鍊到核心，腹肌也變強壯的關係。而且緩慢且強力的呼吸能增強肺活量，聲音會變得更渾厚，音量也會增大。

會這麼說是因為我自己的聲音也在做深呼吸之後變得更大，而且還能唱出更高的key。B'z的歌在我40多歲時不論怎麼練都唱不上去，現在竟然可以唱上去了，我自己也很驚訝。我想這應該又是一個深呼吸的魔法。

魔法 episode 9

深呼吸可以讓頭腦變好！

偏頭痛也不見了

我在第5章時介紹過，有一位正在治療癌症的40多歲女性，她多年來一直都有偏頭痛的問題。她說在開始化療之後，幾乎每天都需要吃止痛藥緩解頭痛，但是開始做深呼吸第2個月後，就再也不需要吃止痛藥了。

而曾經在第7章登場，從腦出血中奇蹟般恢復的重田先生也常常把「做深呼吸頭腦就會變得很清晰，專注力也會提升」掛在嘴邊。其他也有許多人有類似的感想，我想這就是深呼吸可以活化腦細胞的證據。

頭腦變好的3個條件

之前我曾經多次引用哈佛大學醫學系副教授約翰・瑞提所寫的《運動改造大腦》這本書的內容。簡單歸納這本書的話，就是現代社會大都認為運動是為了強身健體，但其實運動最重要的目的應該是提升頭腦的狀態。

瑞提博士的理論是「運動可以培育腦細胞」，也就是在運動後，腦內會分泌腦源性神經營養因子「ＢＤＮＦ」，ＢＤＮＦ能促進腦內神經細胞的成長，並有助於血管形成以輸送營養至腦部。他說：「如果你想培育出一個聰明的孩子，那麼你應該讓他做的並不是音樂欣賞或是其他創作活動等，更重要的是讓他在早上運動」，以瑞提博士的理論為基礎設計的運動菜單，應該包含：「能提升心跳率」、「會動到平常不用的肌肉」以及「盡量在早上時達成」這3大條件。這本書在全世界熱銷，各大教育部門機構都以此書做為參考，也有很多家長願意實踐書中的內容。

某位醫師在實際讀完這本書後說：「與其勉強讓孩子運動，不如做深呼吸更能促進腦細胞增長」，日本教育雜誌《PRESIDENT Family》也曾來採訪。即使心跳率沒有提升，但深呼吸可以提升心肺功能，也能有效率地鍛鍊平常鍛鍊不到的深層肌肉。而且我也建議大家可以在早晨低血糖時做深呼吸。全部條件都有符合。

我在前一章節提過，長時間姿勢不良彎著身體打電動的孩子容易用嘴巴呼吸。電玩手機成癮的孩子一定會駝背。還有，現在市面上大多都是精緻柔軟的食物，而且孩子也不會充分咀嚼，表情肌就會衰弱。上述這些原因都會導致嘴巴呼吸，呼吸過淺使得腦部氧氣不夠，頭腦就會昏昏沉沉的，也因此導致注意力降低。

注意力不集中，成績就會下降，上課聽不懂，那就會覺得上學很無聊。還有可能會使免疫力降低，身體變差，導致時常請假。這些狀況不斷發生的話，孩子就會不想去學校，最後可能會拒學……。可能會有負面的連鎖效應潛藏其中。

想要避免這些情況的話該怎麼做呢？那就是鍛鍊核心。

其實我的女兒在小學2年級時，也常常會把手肘撐在桌上。因為桌子會支撐身體的重量，所以我想他的核心肌力應該不夠。當核心肌力不夠時，坐在書桌前讀書時就會容易疲勞，注意力無法集中。

因此，我開始和女兒一起做深呼吸的肌力訓練。這個訓練可以有效打造出容易燃脂的身體，在低血糖的早餐前，可以先做2分鐘基本的深呼吸。女兒習慣後就可以再加入以下的核心訓練（左頁）。

①意識身體中軸肌肉的訓練

②鍛鍊外側核心與腹斜肌的訓練

③鍛鍊腹部下方肌肉的訓練

④使身體軸心穩定的訓練

核心訓練

①

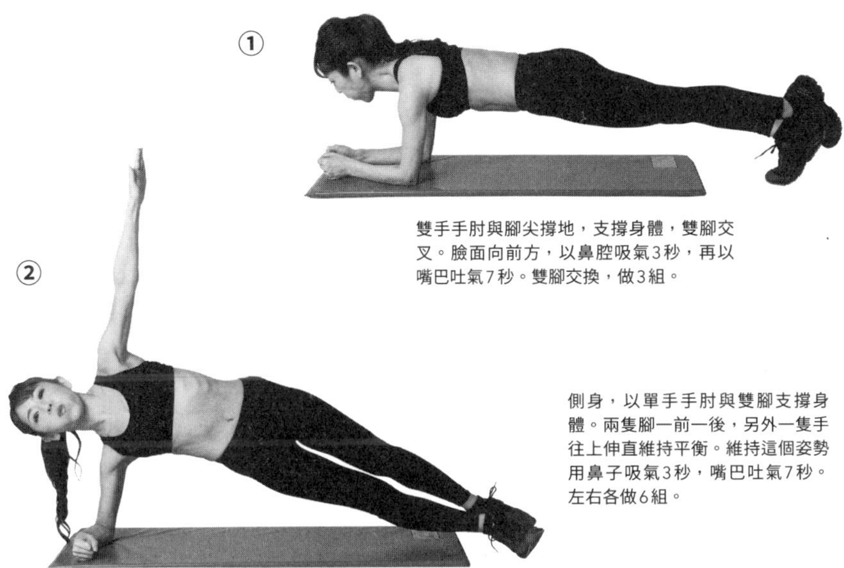

②

雙手手肘與腳尖撐地，支撐身體，雙腳交叉。臉面向前方，以鼻腔吸氣3秒，再以嘴巴吐氣7秒。雙腳交換，做3組。

側身，以單手手肘與雙腳支撐身體。兩隻腳一前一後，另外一隻手往上伸直維持平衡。維持這個姿勢用鼻子吸氣3秒，嘴巴吐氣7秒。左右各做6組。

③

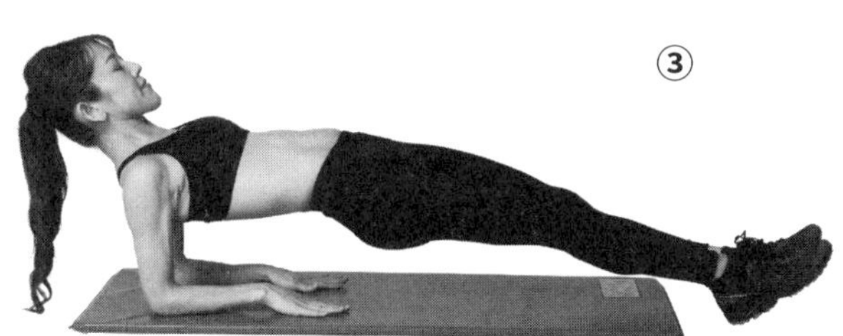

臉朝上，縮緊臀部，腰部懸空，雙手手肘撐地支撐身體。用鼻子吸氣3秒，嘴巴吐氣7秒。做6組。

④

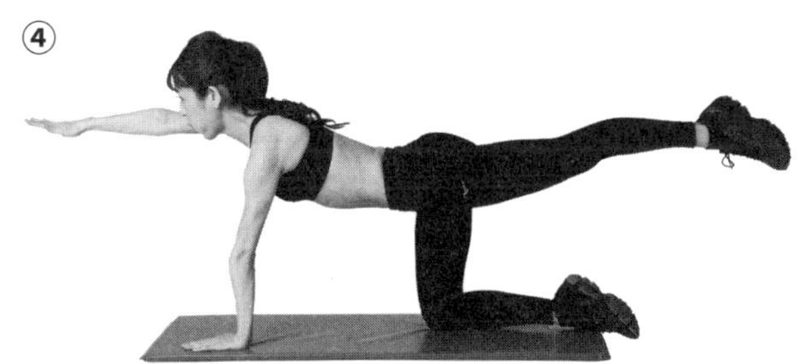

單手與另一側單腳撐在地上，另外一隻手腳則伸直。用鼻子吸氣3秒，嘴巴吐氣7秒。左右各做6組。

對成人也有效

每天早上做基本的深呼吸，再加上這4組訓練，1個月後女兒也練出6塊腹肌。在這之後成績突飛猛進，在學校運動會時還拿到第一名。體力變好之後，女兒甚至練出8塊肌，原本個性有些畏縮的她竟然自願參選班長。

發育期的孩子如果過度運動可能會影響到骨骼發育，也有可能會受嚴重的傷。但是呼吸不會給身體帶來任何負擔，也能鍛鍊到核心肌群。

另外，別的運動可能會需要道具或是時間，深呼吸只需要花幾分鐘就好。如果是早上容易賴床的孩子，一開始也不需要太在意時段，在孩子自由的時間練習就好了。開始做之後，孩子會學得比大人快很多，立刻就習慣深呼吸了。

姿勢正確了，腦神經細胞就會活化，注意力也會集中，強健的核心肌肉也有助於提升運動表現。瑞提博士曾說：「運動有助於釋放多巴胺，多巴胺可使人感到積極正向與幸福感。還能提升動力與專注力」。大人當然也會有一樣的效果，所以請你也一起試看看吧！此外，教育雜誌《PRESIDENT Family》讀者反應很好，因為一年後雜誌竟然重新刊登一樣內容的文章。

有孩子的家長們首先可以試著每天早上一起與孩子做深呼吸。習慣後就可以進階深呼吸核心訓練，試著提升孩子的運動能力與學習表現吧！比起昂貴的補習班與各式各樣的才藝教室，最重要的是要先教孩子深呼吸。這才是給孩子最棒的禮物。

魔法 episode 10

深呼吸也有抗老效果！

防止頻尿、漏尿

最後，我想跟大家聊一聊關於深呼吸「魔法般的抗老效果」以及「改善女性困擾的效果」。

深呼吸教室的學員從10幾歲到80幾歲都有，年齡層很廣。當初開設教室時，大部分的人都是在看了《中居大師說》後對節目中的驚人的瘦身效果感到好奇，以瘦身為目的而來。後來，他們發現做深呼吸不僅變瘦了，還能瘦得美麗又健康，另外，教室也增加了許多女性會員，她們是為了深呼吸的美容效果而來。

深呼吸可以啟動深層肌肉燃燒內臟脂肪，所以瘦下來後皮膚不會鬆鬆垮垮，這些我在第3章中已經詳述過。但是深呼吸的效果遠不止如此，「以深呼吸減重的話，就能擁有理想的身材」。深呼吸有3大令人開心的好處。

瘦下來也能保持胸圍不變

第1個令人開心的好處，是能夠「打造美胸」。女性在瘦身時，都會說：「只

美胸訓練

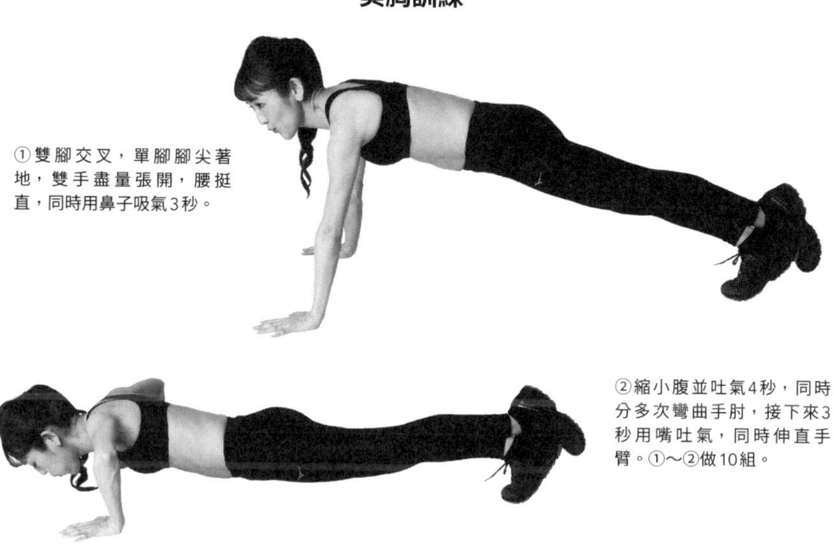

①雙腳交叉，單腳腳尖著地，雙手盡量張開，腰挺直，同時用鼻子吸氣3秒。

②縮小腹並吐氣4秒，同時分多次彎曲手肘，接下來3秒用嘴吐氣，同時伸直手臂。①～②做10組。

有胸部不想變瘦！」的確，胸部90%都是由脂肪組成，所以用一般燃燒脂肪的瘦身方式很容易會瘦到胸部。所以考慮到女性們所期望的理想身材，想要維持胸圍不變也是理所當然的需求。

因此深呼吸瘦身也順應大家的需求，設計出增加胸部肌肉的健身菜單。請回想一下基本深呼吸的做法。將肩胛骨靠攏並擴胸對吧？就是將這個動作加上呼吸法做伏地挺身。這個訓練不只會鍛鍊到胸肌周圍，也可以同時練背。我們的肌肉有主要鍛鍊的肌肉「主動肌」與負責相對動作的「拮抗肌」，訓練時需要兼顧兩邊的平衡。所以當我們想要練胸時也需要把練背的訓練加入菜單中。

另外，隨著年齡增長胸肌流失，胸部的位置下垂就會壓迫到呼吸。所以為了避免這種情況發生，鍛鍊胸部周圍的肌肉很重要。如果做上述訓練會感到吃力的話，也可以改成膝蓋跪地的方式做深呼吸伏地挺身。

之前在某個節目企劃中，有位女演員用深呼吸減重30公斤，卻沒有減到胸圍。利用深呼吸減重時，全身都會變得更緊緻，反而能達到提胸的效果。也就是說，這又是一個可以變漂亮的魔法。

擁有小蠻腰

第2個好處，是可以靠深呼吸擁有「纖瘦美腰」。2012年時，我曾在TBS電視台節目《花丸Market》上指導兩位30多歲女性基本的深呼吸，之後請他們自己在家練習3個月，再觀察他們的體態變化。

腹斜肌訓練

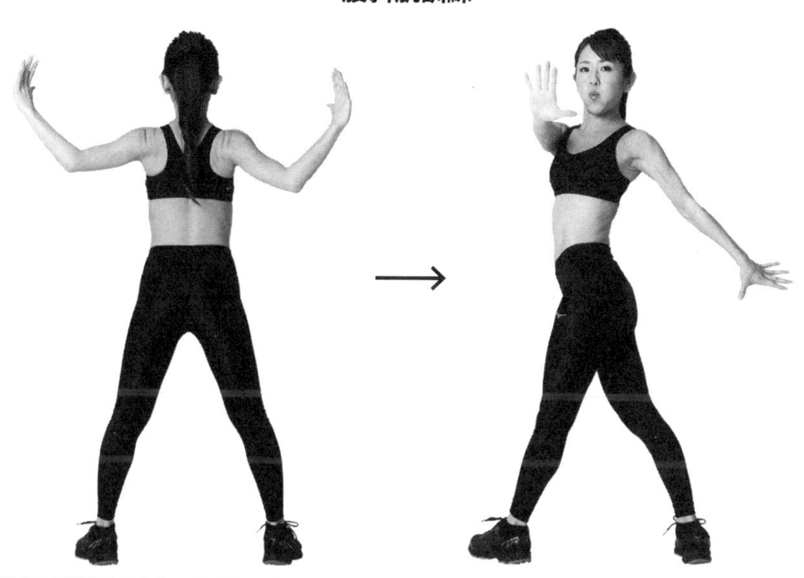

①雙腳打開稍微比肩寬的距離，雙手保持與肩同高，手肘彎曲手掌張開。縮小腹同時以鼻腔深呼吸3秒。

②以嘴吐氣7秒，上半身同時向左轉。右手往視線前方伸直，左手往背後伸。左右交換①～②做3組。

他們兩位都是忙碌的家庭主婦，沒有辦法每天嚴謹地執行深呼吸，只能盡量抽空做。結果，原本體型偏瘦但是很在意自己凸肚的K小姐，從腰圍78．5公分瘦到65公分，減了13．5公分。另外一位個子高的S小姐肚子周圍有些贅肉，從腰圍94公分減到75公分，減了19公分。兩人的腰圍都回到正常值，且健康地變細，成功打造「纖瘦美腰」。這是因為深呼吸能鍛鍊深層肌肉，使脂肪燃燒後自然會產生的結果。

雖然在這次企劃中沒有看出兩人體重有明顯的變化。但是，肌肉的重量大約比脂肪重1．2倍，所以如果脂肪減少但是肌肉有增加的話，不如說體重變重其實更好。這麼一想，那她們其實都有效率地成功減脂了。

醫師看到這次企劃的結果後分析：「深呼吸可以使核心周邊的肌肉結實穩固，所以會覺得腰間滿溢出來的肥肉不見了。在生活中時常注意端正姿勢，拉伸肋骨與腰骨之間，腹斜肌與內側的腹橫肌等核心肌肉會把身體包緊，腰部自然就會變細」。

提臀並改善尿失禁

第3個好處是「提臀效果」。基本深呼吸能讓骨盆底肌群上提，所以深呼吸時臀部必須用力收緊。其實鍛鍊骨盆底肌群還能解決女性特有困擾。

我之前到老人機構演講時，聽說很多女性都有漏尿與頻尿的困擾。因生產與年齡增長等因素，尿道周圍的肌肉與骨盆底肌群無力時，就有可能因為咳嗽、下樓梯、提重物或是腹部用力時漏尿。有這些症狀的人其實真的很多。我聽說很多人因為尿失禁的關係而害怕去旅遊，連外出購物或是用餐都會感到不安。

骨盆底肌群除了有支撐內臟的功能外，也能控制排尿、排泄與經血排出。只要長期做基本深呼吸並用力收緊臀部，就能鍛鍊到骨盆底肌群，頻尿與漏尿也會得到改善。另外，因為深呼吸時是在縮小腹的狀態呼吸，腸道蠕動就會變快，所以很多人都因此解決了便祕困擾。只要能解決女性們這些難以啟齒的壓力源，健康地生活的話，是不是就能達到心靈上的「減齡效果」呢？

無論前後都變得更年輕

有位女性當初是為了別的目的而開始做深呼吸，但是卻因為深呼吸獲得意想不到的減齡效果，現在比50、60歲的時候更加年輕有活力。她就是深呼吸經歷3年，現年74歲的百瀨有紀女士。

百瀨女士以前曾有母親雙腳大腿骨骨折，所以必須照看母親的經驗，因此她一直覺得人的雙腳等同於生命，必須好好照顧。在因緣際會下便來報名深呼吸教室。當第一次課程結束後百瀨女士準備搭乘地鐵回家，下樓梯時突然驚訝地發現雙腳變得很輕盈。之後，他每週上1次80分鐘的深呼吸課程，持續一段時間後，也許是因為有鍛鍊到深層肌肉，竟然能做到3次引體向上！另外，她去打最愛的高爾夫時，可以完全不坐高爾夫球車，周圍的人都驚呼：「彈道改變了！」

更令人驚訝的是，她的外表也漸漸變了。首先，從背後看她的體態變得很年輕。當持續深呼吸後，就能鍛鍊到肩膀附近到背中間的斜方肌，減去多餘的脂肪。所以周圍的人都稱讚：「背影很美」、「背挺直了」。

另外，百瀨女士新陳代謝變好後，皮膚出現光澤，臉部線條變得緊實俐落，臉看起來也變小了。做深呼吸時會把臉頰鼓起，所以就會鍛鍊到在笑的時候與上提法令紋時會用到的表情肌，包括顴大肌、顴小肌、咀嚼肌與口輪匝肌等重要肌肉。現在有一個新的名詞叫「口罩老化」，這代表著口罩下的臉部鬆弛問題變得嚴重，不過只要有做深呼吸，就不需要擔心。

另外，百瀨女士也改善了O型腿。臀部出力的基本深呼吸可以緊實骨盆底肌群，與骨盆底肌群相關的下腹部鬆弛、屁股鬆弛、O型腿或X型腿就能獲得改善。而且深呼吸健走也有改善O型腿的效果。百瀨女士除了上課之外，平常走路時也會隨時注意自己的走路方式，不知不覺中腳就變直了。完全看不出已經70幾歲的百瀨女士說：「我想我一生都會繼續做深呼吸」。她直到現在還是活力充沛的來深呼吸教室上課。

因職業因素而必須時常保持「美」的女演員也在某次機緣下體驗到深呼吸的效果。我在2012年時，認識了一起演出舞台劇《初蕾》的女演員山本陽子（當時70歲）。她問我說：「我也可以做深呼吸嗎？」我則是說：「如果按照我的指導做的話，可以再年輕10歲喔」。

之後，在公演前準備運動的空檔時，我都會教她基本的深呼吸。她真不愧是專業的演員，一下就學會了。之後我也教她深呼吸健走的方法，山本陽子表示自己平常也有走路1小時的習慣，沒想到卻跟深呼吸健走的流汗程度完全不一樣，讓她不禁驚訝地說：「那我以前到底都走了什麼？」

在公演期間我們每天都會一起做深呼吸，山本女士在大約一個半月內就瘦了近5公斤，沒有冒犯的意思，但是可以在她身上看到完全不像70歲的美貌，特別是肌膚都變得水潤有光澤。

山本女士在訪問中曾說：「我在開車的時候都會『呼——』地吐氣（笑）。連我自己都佩服自己會那麼熱衷深呼吸」。深呼吸的魔法連名演員都為之著迷。

企業宗旨是「透過美容讓人們獲得幸福」的YAMANO Beauty Mate Group，其社長山野幹夫先生也是本深呼吸教室的學員。

他在2002年時世界首創「琥珀美容」。當初還在研究時期時，他希望可以找到不使用機器鍛鍊肌肉的方法，他想要找出一個自然的鍛鍊方式與琥珀美容結合。此時，同為企業經營者的友人便向他介紹深呼吸。

在山野先生實際感受深呼吸後，他這麼說：

「透過呼吸，這個對人類來說最自然的力量達到提升代謝與免疫力的效果，這與我想運用自然之力的企業理念不謀而合」。

他在持續做深呼吸之下，輪廓變得俐落、胸肌也慢慢變厚，腰部也比較不會囤積脂肪了。他現在洋溢著一點也不像50多歲的年輕氣息。另外，在他體驗過深呼吸的效果後，也帶著自己將近80歲的母親一起來上課，公司內也曾舉辦深呼吸講座，讓員工及銷售員可以一起學習。

在睡前做深呼吸獲得優良睡眠品質

您現在是否理解深呼吸令人驚豔的美容效果？如同前述，想要改善新陳代謝、燃燒脂肪以及活化腦細胞的話，我建議在早上的時候做深呼吸比較好，但在睡前做深呼吸的話，則有助於提升睡眠品質。

西野精治醫師的著作《最高睡眠法》（繁體中文版由悅知文化出版）中提到：

「想要一覺好眠必須讓體溫下降，以及降低大腦的興奮度。」

原因是「人的體溫在睡眠時會比醒著的時候低，在睡眠中藉由讓體溫降低，使身體器官、肌肉與大腦得到休息。人的深部體溫在白天時偏高，夜晚偏低，但是手腳的皮膚溫度則是在白天時低，夜間較高。健康的人皮膚溫度會升高散熱，讓深部體溫降低，所以在睡前手腳溫度會升高。關鍵是必須將皮膚溫度與深部溫度的溫差縮小在2度以內。」

另外，「大腦處於興奮狀態時體溫就不容易降低，所以切換大腦的開關很重要」，他舉出：「如果希望副交感神經更活躍的話，可以在每天睡前做深呼吸」。

藉由呼吸與體溫上升抑制大腦興奮，這是不是也與深呼吸不謀而合呢？

另外，睡前做深呼吸的話，有助於睡眠時的肌肉生長。而且睡眠品質的好壞會明顯的表現在肌膚上。睡眠時大腦會分泌生長激素，促進皮膚細胞生長，生成膠原蛋白等美肌成分。請您一定要利用深呼吸達到優良的睡眠品質，朝素顏美人邁進。

魔法 episode

11

深呼吸與腸道健康

活到120歲的魔法飲食術

酵素優先的飲食

想要提升抗老效果的話，飲食方面的輔助也是不可或缺的。先前我有說明過深呼吸是會增加肌肉量的運動，而肌肉會比脂肪消耗更多熱量，所以千萬不要限制飲食。

但其實只有一項飲食限制，我會希望大家在做深呼吸的時候可以配合。那就是在用餐時先攝取富含「酵素」的食物。

我先簡單說明一下什麼是酵素，酵素有分食物中的「食物酵素」與人體內存在的「體內酵素」。體內酵素分成「消化酵素」與「代謝酵素」，消化酵素能幫助分解食物，促進食慾。代謝酵素則是有助於將營養運送至細胞並代謝，有提升免疫力等作用。

雖然有各種說法，不過有一說認為體內酵素一生中能產生的量有限，無法再靠外力增加，過40歲以後會快速減少。另外，暴飲暴食增加腸胃負擔、總是吃相同的食物，以及只吃添加物、加熱即食品、白米、麵粉、白砂糖等「白色食物」的話，消化酵素就會大量消耗，維持生命所需的代謝酵素就會減少。這麼一來就很容易變胖或是生病。

我除了早中晚3餐之外，一天還會另外補充2次水果。而且我在吃飯時一定會優先取用生菜水果或是發酵食物等酵素食物。這麼一來富含酵素的食物就能幫助消化，減少消化酵素的消耗量，使多餘的酵素可以用在代謝上。

酵素的重點是要在生的狀態下攝取。因為酵素不耐熱，據說大約50度左右就會被破壞。也就是說，食物經過加熱調理後，食物本身含有的酵素就會被破壞。請將優格、水果、納豆等食物依您平常習慣的方式加入飲食當中，並且在用餐時先攝取酵素食物。另外，膳食纖維豐富的高麗菜等生菜能有助於降低升糖指數（GI），對瘦身很有幫助。

在第3章中，我多次提到要避免吃宵夜，因為夜晚是腸道休息的時間。在鶴見隆史醫師的著作《酵素打造不會生病的身體！》（青春出版社）中提到：「晚上

8點～清晨4點是吸收與代謝的時間。如果有吃宵夜的習慣，那麼原本應該是腸道『吸收與代謝』的時間，就變成不得不去處裡『消化』的工作」。

另外，如果肚子不餓的話就不需要勉強進食。肚子不餓卻一直進食的話，就會導致消化不良。有些觀點認為現代人都過度飲食，而我現在都會以酵素果汁取代早餐。

作法非常簡單。選用紅蘿蔔、蘋果等富含酵素的食材，用低速不會破壞食材酵素的果汁機擰壓成液狀。液狀比較容易消化，所以能讓腸胃休息，並且能補充酵素與營養素。當前一天吃太多時，早上就可以用酵素果汁取代早餐。另外在聚餐應酬前也可以先喝酵素果汁，補充消化酵素。我特別推薦聚會應酬與飲酒機會多的人可以嘗試看看。

體內酵素減少的原因

- 吃太多
- 只吃加熱即食品
- 一直吃相同的食物
- 食品添加物
- 不好的油
- 白色食材(精製過的食材)

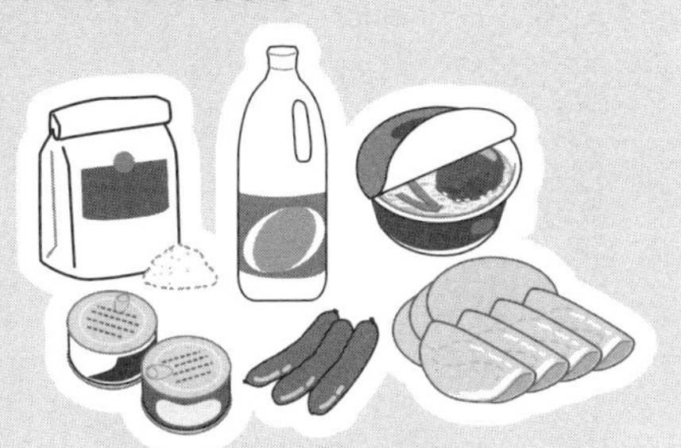

富含酵素的食材

- 生的水果
  蘋果、奇異果、鳳梨、西瓜等
- 生菜
  高麗菜、歐芹、蘿蔔泥、山藥、芹菜、萵苣、紅蘿蔔等
- 發酵食品
  乳酪、納豆、味噌等

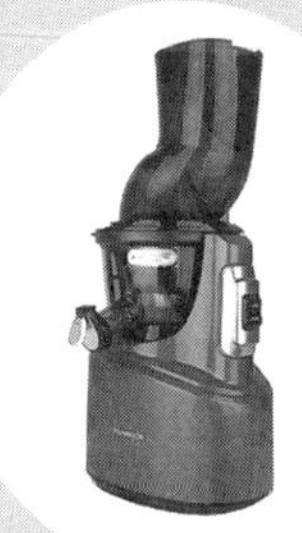

筆者愛用的「Kuvings慢磨機」
圖片提供：Japanet TAKATA

消化酵素與代謝酵素的平衡很重要！

易胖、不健康的人的
酵素平衡

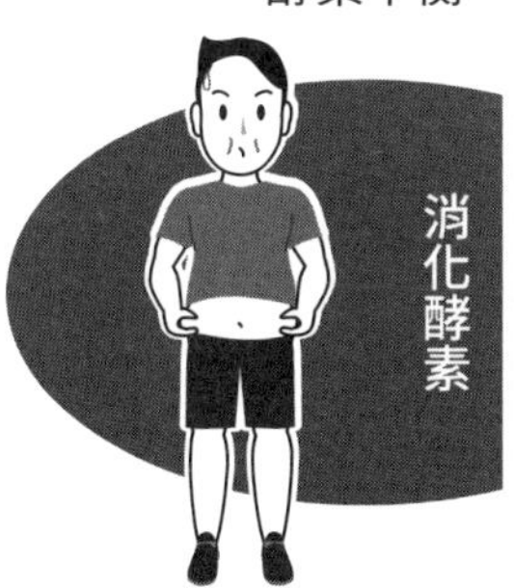

不易胖、健康的年輕人的
酵素平衡

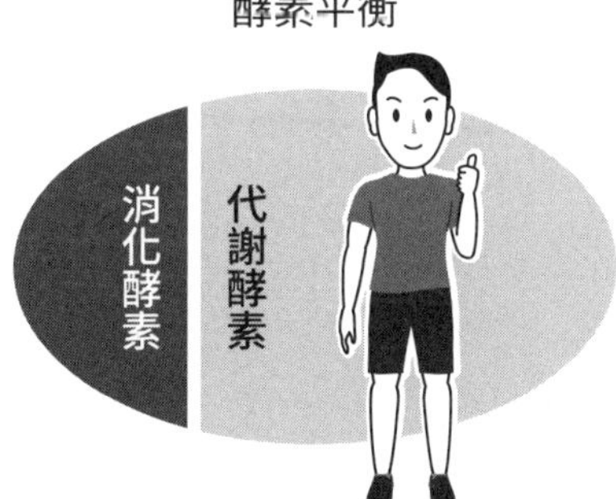

而且絕不能忘記深呼吸。體溫過低時酵素的活性就會變弱。所以在飯前做深呼吸，就能提升代謝，促進脂肪燃燒效果，打造酵素活性高的身體。飯後做深呼吸的話臍下丹田不容易出力，所以我建議飯前做會比較好。

另外，吃飯時細嚼慢嚥很重要。咀嚼的動作會連結腦細胞活化。我聽說很多人因為上了年紀後牙口不好所以只吃軟的食物，最後生病的例子。所以年紀越大越要養成細嚼慢嚥的習慣。

實際上有一位需要時常應酬的企業經營者，他將深呼吸融入日常生活中，並改成酵素優先的飲食法，最後體態有了奇蹟般地變化。最後我想在這裡介紹這兩位的例子。

望月圭一郎先生是店舖及商業設施的企劃執行製作公司「Luckland」的社長。某天，他們夫妻兩人一起參加我的演講後，夫人對他說：「身為一名經營者，現在正是你必須脫胎換骨的時候了」。

其實這句話中蘊含著夫人的期許：「在公公，也就是前社長62歲時過世後，你應該要更有自覺自己背負著1200名員工生計。希望你可以不要拿工作與公司當藉口，做任何事情都能夠有始有終」。望月先生在健康檢查一堆紅字，時常感到疲勞的狀態下，立刻就聽進夫人的話。並按照夫人的建議報名深呼吸教室。

剛開始來上課時，望月先生的體重有96公斤。但是，他每週進行4～5次深呼吸訓練，並且開始喝冷壓果汁（不加熱食材只靠壓力製成的果汁），積極攝取酵素等，大幅改善飲食生活。於是，他在1年之內瘦了23公斤，成功減重！體重降到73公斤。

而且他現在還有六塊腹肌，也幾乎沒有花粉症的症狀了。原本高達10．5的尿酸值降到正常值6．5，健康檢查的其他數值也都獲得改善。

另外，據本人說：「不論深呼吸的訓練有多累，只要想著『有心就能做到』，就能同時鍛鍊自己的意志力，身為社長該具備的心態也一起成長了」。他為了送給公司員工「10年份的健康」為禮物，所以也為員工舉辦深呼吸講座。他由衷感謝妻子的當頭棒喝，成為他改變的契機。

而眼鏡品牌EYEVAN的社長山本典之先生，在開始深呼吸前的體重是108公斤。據本人所說，那時的自己是「什麼時候生重病都不奇怪」的狀態。

他剛開始來深呼吸教室時，還沒辦法做太吃力的訓練，所以我請他先從深呼吸健走開始，再慢慢加重負荷。於是，三個月後他竟然成功減重20多公斤！體重降到80公斤。

山本先生原本就熱愛美食，也有很多聚餐應酬的場合，之前嘗試過各種減肥法時都因為飲食限制失敗而破功。但是深呼吸生活不像其他減肥法有諸多飲食限制，他覺得似乎能堅持下去。另外他還有其他方面的變化，他說：「鍛鍊核心之後，高爾夫的失誤就減少了，可以打出75～80桿。睡眠品質也提升了，就算睡眠時間短也能進入深度睡眠」。

他們兩位在來教室之前看起來都很憂鬱（笑），而現在望月先生為了可以一直工作到老，而山本先生為了「與人生的喜悅共存」，直到現在都持續著深呼吸的課程。

本章介紹的讓深呼吸魔法更有效的飲食法，各位覺得如何呢？請各位也從今天開始一起嘗試吧。

[望月先生與山本先生的身體變化]

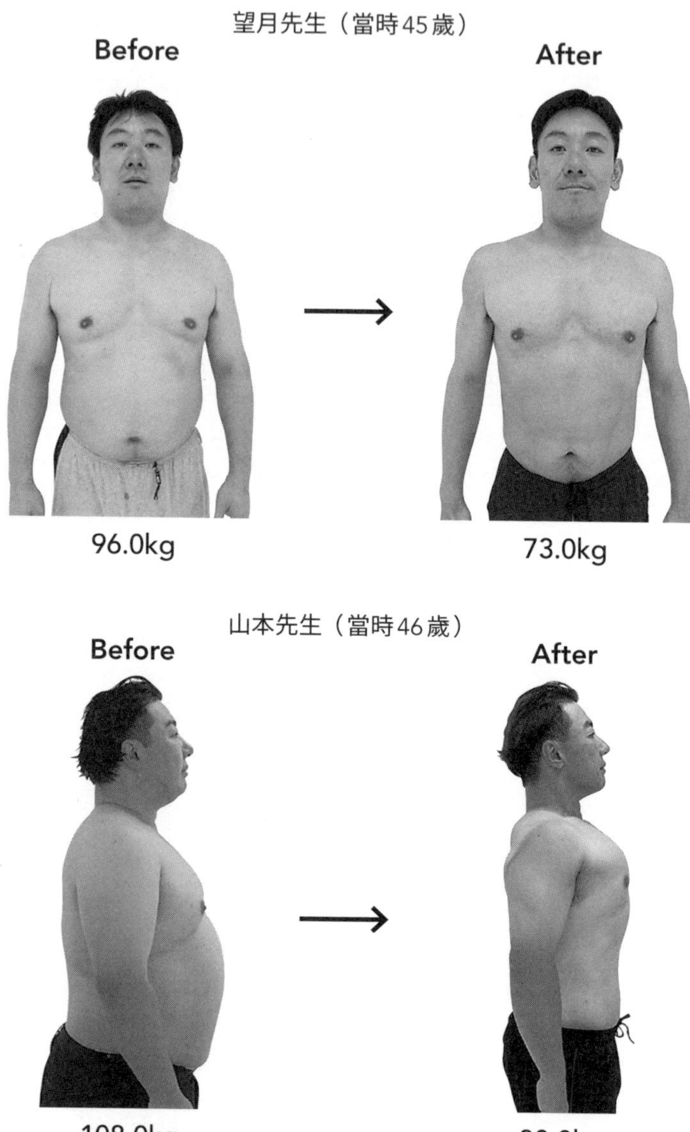

結語　直到最後一刻都能用深呼吸活出自己的樣子

看完這些深呼吸所創造的，有如魔法般的故事後，您有什麼感想呢？

您是否充分理解到深呼吸在這10年當中的進步呢？10年前，我因腰痛對看不見的未來感到絕望，又受到深呼吸的指引，讓我原本黯淡無光的人生重拾光明。現在回想起來，我人生中沒日沒夜打著棒球的時期、演出連續劇與電影的時期，以及因腰痛體會到挫折的時期，全部都是為了深呼吸而存在。

我一心想著：「帶給人們健康就是我的使命」，這10年來都認真看待深呼吸。我希望大家都可以透過呼吸打造年輕有恢復力的身體，並且不論到幾歲都可以充滿活力地走在人生道路上。然後，就如同我在本書開頭所述，我相信「深呼吸就是終極健康法」。呼吸的強度就是健康檢測器，能夠做到深呼吸的人都是健康的人。

此外，就算我們什麼也不做，每一天都會更靠近死亡一步。大家都知道日本是長壽大國，男性的平均壽命大約延長至81歲，女性大約延長至87歲。但是，在健康壽命方面，男性約為72歲，女性約為75歲，所以從健康到死亡的差距男性大約有9年，而女性則是12年（「令和3年高齡社會白書」調查）。

我想每個人都希望自己直到最後一刻身心都能維持著原本的樣子。而深呼吸可以使細胞活化、促進生長激素分泌，進而對抗老化。一點一點延緩邁向死亡的速度。

我覺得在某個年齡之後，人可以把自己的外在年齡當成是真實年齡看待。因為，從本書介紹的種種例子可以得知，身體如果是年輕的狀態，外表看起來自然就會顯得年輕。而且，如果看起來年輕，那麼長壽的可能性也比較高。近年來出現的新型冠狀病毒正在威脅你我的生命，今後也不知道會不會再出現新的病毒。如果您對此感到不安的話，希望您可以開始深呼吸生活，這麼一來不安也會稍微減輕一些。深呼吸正是在新型態的時代中幫助您生存下去的最強武器，所以請一定要善用它。

如果有讀者希望可以更了解深呼吸的話，可以參考我之前出版的書籍，或是可以考慮參加今年春天新開設的線上課程。線上課程包含87種訓練教學，解決您任何關於減重、腰痛、肩頸僵硬等各種身體困擾。

開設線上課程後，我立刻就聽說有人經歷了深呼吸的魔法。負責製作教學影片的剪接師本身腰痛的毛病，甚至到了無法通勤的程度。他在剪接時也跟著影片一起做改善「腰痛、肩頸僵硬」的訓練運動，結果腰痛就好了。

如同上述的例子，不只是我，每個人都可以因深呼吸的魔法而受惠。這就是深呼吸的厲害之處。

一開始請您將2分鐘的深呼吸加進生活中，並過上沒有病痛、幸福快樂的人生。

最後我想要向所有深呼吸教室的學員、讀者以及一直支持我的妻子與女兒獻上感謝。

「改變呼吸就能改變人生」——只要還有人體會這句話的意義，那麼深呼吸就會一直進化下去。

2021年10月

美木良介

参考文献

《血糖値がみるみる下がる！　７秒スクワット》宇佐見啓治／文響社
《体温力〝冷え〟をとれば病気は治る！》石原結實／ＰＨＰ研究所
《脳を鍛えるには運動しかない！》ジョン　Ｊ・レイティ、エリック・ヘイガーマン著，野中香方子譯／ＮＨＫ出版
《ＮＨＫスペシャル　脳がよみがえる　脳卒中・リハビリ革命》市川衛／主婦と生活社
《医者が教える　肺年齢が若返る呼吸術》奥仲哲弥／学研プラス
《すべての不調は呼吸が原因》本間生夫／幻冬舎
《プレジデントファミリー》２０１３年10月号・２０１４年完全版／プレジデント社
《日刊ゲンダイ》２０１２年３月８日号・２０１２年11月９日号／日刊現代
《脳とココロのしくみ入門》加藤俊徳監修／朝日新聞出版
《ビジュアル図解　脳のしくみがわかる本》加藤俊徳監修／メイツ出版
「令和元年（２０１９）人口動態統計月報年計」
https://www.mhlw.go.jp/toukei/saikin/hw/jinkou/geppo/nengai19/dl/gaikyouR1.pdf
「平成29年版高齢社会白書」
https://www8.cao.go.jp/kourei/whitepaper/w-2017/html/gaiyou/s1_2_3 html
「令和３年版高齢社会白書」
https://www8.cao.go.jp/kourei/whitepaper/w-2021/zenbun/pdf/1s2s_02.pdf
《スタンフォード式　最高の睡眠》西野精治／サンマーク出版
《酵素が病気にならない体をつくる！》鶴見隆史／青春出版社

日文版工作人員

編輯協力／今井恵
本文照片／庄嶋写真事務所
封面折口照片／宮下潤
模特兒／北林明日香・田辺里枝・篠崎由佳
插圖／中川原透
本文DTP／美創
裝訂・本文設計／鈴木大輔・江﨑輝海・仲條世菜（ソウルデザイン）
協助／ロングブレススタジオ（Long Breath Studio）
東京都港区赤坂2－12－13　UHA味覚糖赤坂ビル2F
http://www.longbreath.jp/

美木良介

1957年出生於兵庫縣。高中時隸屬於棒球社，1974年春天於選拔高等學校棒球大會出賽，隔年夏天同樣以正三壘手出賽甲子園。進入法政大學就讀後也是備受期待的明日之星，卻因手肘受傷而斷送棒球夢。大學畢業後前往唱片公司試鏡。其沙啞的嗓音與歌唱能力深受肯定，1981年1月以《美麗的眼淚》一曲出道。1984年參與NHK連續電視小說《心一直都是彈珠汽水色》，演出男主角的好友而受到矚目。之後參與電視劇、電影、舞台劇、廣告等，並以歌手的身分活躍於各個領域。現在也因為設計出「深呼吸」而聲名大噪，事業版圖也逐漸擴張中。

著有《美木良介的深呼吸瘦身法》、《美木良介的深呼吸瘦身法 一週即效呼吸計畫》、《美木良介的深呼吸瘦身法：必瘦最強呼吸計畫》、《美木良介的深呼吸瘦身法：健康呼吸計畫》、《美木良介的深呼吸瘦身法：小顏美體瘦身呼吸計畫》（以上皆為德間書店出版）、《跟著DVD學！活到120歲的深呼吸》、《Japanet社員每天早上都會做：深呼吸一星期速效瘦身計畫》（皆為幻冬舍出版）等。

改善體質，你只需要深～呼～吸～

鍛鍊核心肌群、調整體態、增進免疫力……簡單＆高效的健康捷徑！

2022年8月1日初版第一刷發行

作　　者	美木良介
譯　　者	李秦
編　　輯	曾羽辰、吳元晴
美術編輯	黃瀞瑢
發 行 人	南部裕
發 行 所	台灣東販股份有限公司
	＜地址＞台北市南京東路4段130號2F-1
	＜電話＞(02) 2577-8878
	＜傳真＞(02) 2577-8896
	＜網址＞http://www.tohan.com.tw
郵撥帳號	1405049-4
法律顧問	蕭雄淋律師
總 經 銷	聯合發行股份有限公司
	＜電話＞(02) 2917-8022

購買本書者，如遇缺頁或裝訂錯誤，
請寄回調換（海外地區除外）。
Printed in Taiwan

國家圖書館出版品預行編目（CIP）資料

改善體質,你只需要深~呼~吸~：鍛鍊核心肌群、調整體態、增進免疫力......簡單＆高效的健康捷徑!/美木良介著；李秦譯. -- 初版. -- 臺北市：臺灣東販股份有限公司, 2022.08
168面；14.7×21公分
譯自：ロングブレスの魔法：呼吸を変えれば人生が変わる
ISBN 978-626-329-347-2(平裝)

1.CST: 呼吸法 2.CST: 健康法

411.12　　　111009992